Docteur L. LECERF

de l'Université de Paris,
Ancien Externe des Hôpitaux,
Médaille de Bronze de l'Assistance publique.

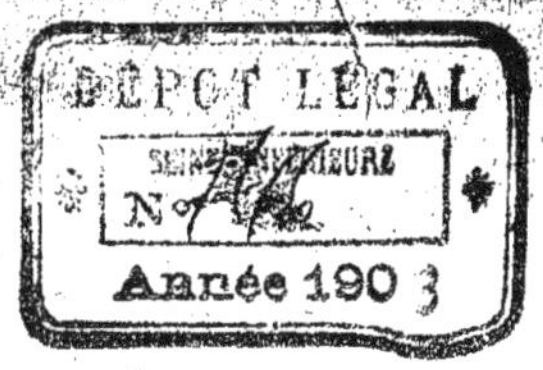

DÉPÔT LÉGAL
SEINE-INFÉRIEURE
N°
Année 190 3

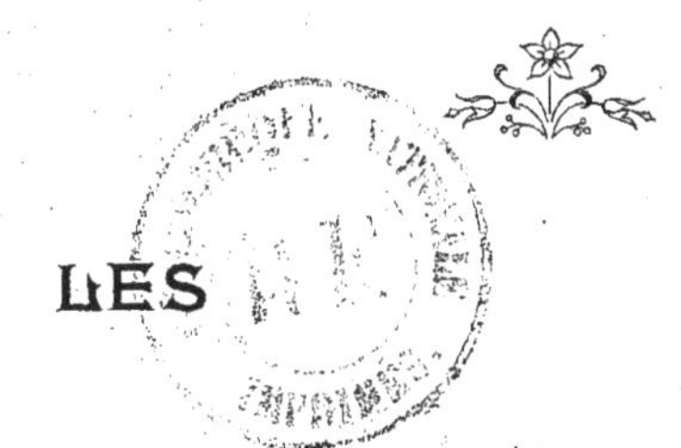

LES

ABCÈS MULTIPLES

DE LA

PEAU DES NOURRISSONS

ROUEN

Imprimerie Lecerf Fils

Rue des Bons-Enfants, 46

—

1903

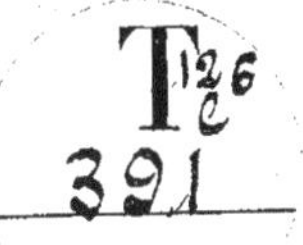

T 126
c
391

Docteur L. LECERF

de l'Université de Paris,

Ancien Externe des Hôpitaux,

Médaille de Bronze de l'Assistance publique.

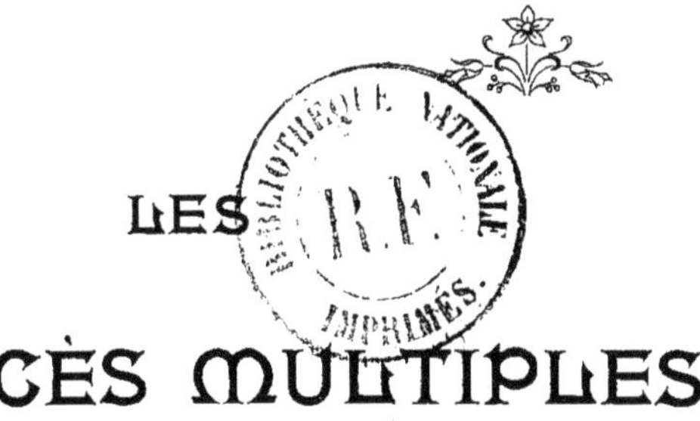

LES

ABCÈS MULTIPLES

DE LA

PEAU DES NOURRISSONS

ROUEN

Imprimerie Lecerf Fils

Rue des Bons-Enfants, 46

1903

Te 126
e
391

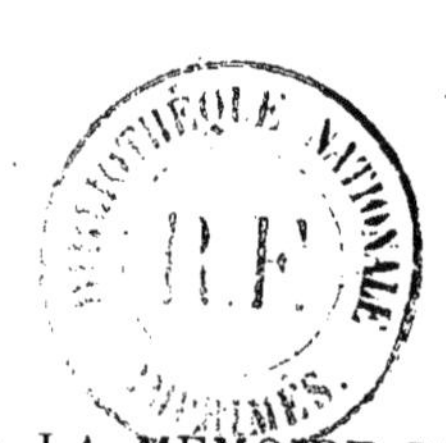
BIBLIOTHÈQUE NATIONALE
R. F.
IMPRIMÉS.

A LA MÉMOIRE DE MES GRANDS-PARENTS

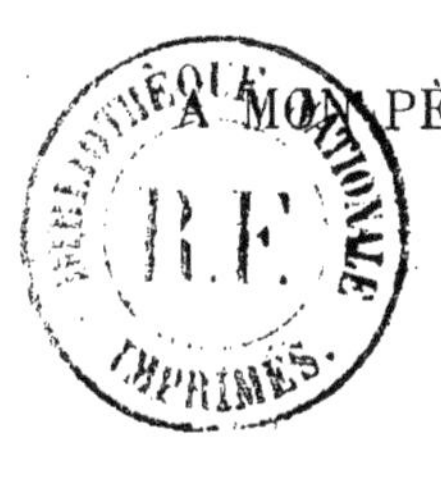

A MON PÈRE ET A MA MÈRE

Faible témoignage de ma reconnaissance
pour les sacrifices qu'ils se sont imposés
pour moi, et de ma profonde affection.

A MA FEMME

A MES BEAUX-PARENTS

A MA FAMILLE

A MES AMIS

LES ABCÈS MULTIPLES

DE LA PEAU DES NOURRISSONS

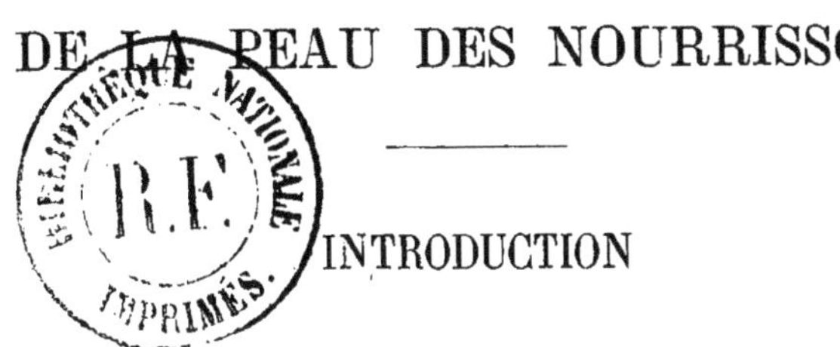
BIBLIOTHÈQUE NATIONALE R.F. IMPRIMÉS

INTRODUCTION

Pendant l'année que nous avons passée, comme externe dans le service de notre maître, M. Richardière, à l'hôpital des Enfants malades, nous avons eu l'occasion, tant à la crèche qu'à la salle Blache, d'observer un certain nombre d'enfants dont la peau était le siège d'une éruption plus ou moins confluente d'abcès à caractères particuliers, et décrits par les auteurs sous le nom d'abcès multiples de la peau.

Bien que cette affection, pour ainsi dire spéciale aux nourrissons, aux enfants âgés de moins d'un an, ait été constatée depuis longtemps et ait donné lieu à de nombreuses discussions, la pathogénie de ces abcès n'est pas encore bien connue et de nombreuses théories déjà ont été créées en vue de l'expliquer.

Ce sont des abcès chauds qui se développent dans la peau par poussées successives et qui ne déterminent pas, le plus souvent, de réaction inflammatoire.

D'abord pris, à cause de leur évolution et de leur aspect, pour des manifestations de la tuberculose et de la syphilis, on découvrit bientôt qu'ils étaient dus au staphylocoque, aux germes ordinaires de la suppuration. Mais le mode de pénétration de ces germes dans la peau fut alors l'occasion de nombreuses controverses, les uns les faisant passer directement à travers la peau de dehors en dedans, les autres les faisant parvenir à la peau par l'intermédiaire de l'intestin et de la circulation générale.

Nous ne sommes point assez autorisé pour juger ce différend. Là n'est point notre prétention.

Nous avons pu, grâce à la bienveillance de notre maître, réunir, pendant l'année 1901-1902, vingt-deux observations personnelles d'abcès multiples de la peau, et c'est le résultat de ces observations que nous avons l'intention de publier.

Nous étudierons d'abord rapidement la peau au point de vue anatomique et physiologique, sa flore microbienne et l'étiologie générale des maladies cutanées.

Puis nous discuterons, avec le plus de détails possible, les différentes théories émises jusqu'ici ; nous étudierons les différents modes de pénétration des germes pyogènes dans la peau.

Mais nos observations nous ont permis de voir qu'il y avait dans cette affection, bénigne en apparence, à côté de la lésion locale, un état général de l'individu, dont il fallait tenir le plus grand compte dans l'apparition et le développement des foyers purulents.

Tous les enfants que nous avons examinés, en effet, sont des dyspeptiques, des enfants dont la mauvaise alimentation a eu un retentissement profond sur la nutrition, et nous sommes porté à croire que ces abcès sont, au même titre que la plupart des dermatoses des enfants, sous la dépendance des troubles digestifs, et surtout des troubles anciens.

Nous ne publierons pas toutes nos observations, dont la lecture serait, en réalité, fastidieuse ; nous avons choisi, parmi elles, les plus intéressantes.

Enfin, après avoir rapidement étudié ces abcès au point de vue clinique, nous en tracerons les notions utiles pour leur traitement.

Mais, avant d'aller plus loin dans cette étude, qu'il nous soit permis d'adresser ici publiquement nos remercîments et de témoigner notre reconnaissance aux maîtres qui ont fait notre instruction médicale et qui nous ont prodigué leur savoir.

Que M. le Professeur Brouardel, d'abord, veuille bien agréer l'hommage de notre respectueuse gratitude pour l'honneur, qu'il nous a fait, d'accepter la présidence de notre thèse.

Que notre cher maître, le D\(^r\) Richardière, qui a dirigé nos premiers pas dans l'étude des maladies infantiles, qui nous a toujours témoigné la plus grande sympathie et nous a prêté son gracieux concours pour notre travail, reçoive ici l'expression sincère de notre profonde reconnaissance.

Nous adressons un respectueux hommage à la mémoire de M. Polaillon, notre premier maître dans les hôpitaux.

Que M. le Professeur Jacoud, que MM. Routier et Jalaguier, dont nous avons suivi les savantes leçons pendant nos deux années de stage, veuillent bien accepter nos plus sincères remercîments.

Nous sommes heureux d'exprimer toute notre gratitude à MM. Debeurmann, Moutard-Martin et Barth, qui nous ont fait l'honneur de nous accepter dans leur service comme externe et qui se sont toujours montrés si bienveillants à notre égard.

C'est chez M. le D\(^r\) Lepage que nous avons eu la bonne fortune d'étudier la pratique des accouchements. Ce maître a su, par ses leçons vécues, nous intéresser à cet art si difficile ; qu'il reçoive ici, ainsi que M\(^{me}\) Chineau et M\(^{lle}\) Joffrin, sages-femmes des hôpitaux, l'expression de toute notre reconnaissance.

Nous sommes heureux de remercier publiquement le Dr Dromain pour les excellents conseils qu'il n'a cessé de nous donner pendant le cours de nos études médicales. C'est lui qui nous a guidé dans le choix de nos maîtres.

Que MM. Julien et Jules Lecerf, enfin, reçoivent nos plus vifs remercîments pour les soins tout particuliers qu'ils ont apportés à l'impression de notre thèse.

PREMIÈRE PARTIE

LA PEAU

ANATOMIE NORMALE — PHYSIOLOGIE — MICROBIOLOGIE

ÉTIOLOGIE GÉNÉRALE DES MALADIES CUTANÉES

LA PEAU

Anatomie normale. — Physiologie. — Microbiologie.
Etiologie générale des maladies cutanées.

I

ANATOMIE DE LA PEAU

On ne doit pas considérer la peau comme une simple membrane chargée de recouvrir la surface du corps et de la protéger contre les violences extérieures et contre les causes nombreuses d'infection auxquelles elle est sans cesse exposée dans ses rapports avec le monde extérieur, mais comme un organe très complexe chargé de fonctions multiples.

C'est un organe aussi noble, aussi important que les organes internes qu'elle peut, du reste, suppléer.

La peau forme au corps un revêtement complet; elle est même un peu plus grande que la surface du corps; sur plusieurs points, en effet, elle se prolonge au-delà des parties qu'elle recouvre, puis se réfléchit et s'applique alors à elle-même. Aux orifices naturels, elle se continue directement avec les muqueuses qui tapissent les cavités correspondantes. Sa superficie est assez difficile à évaluer; cependant, chez un individu de taille et de corpulence moyennes, Sappey pense qu'elle est environ d'un mètre carré et demi.

Son épaisseur est très variable. Variable avec les régions, avec l'âge, avec le sexe. Très épaisse dans les régions le plus exposées aux pressions et aux traumatismes, au niveau des saillies osseuses et des surfaces d'extension, à la plante du pied, à la paume de la main, à la partie postérieure du cou, à la partie supérieure du dos, elle est au contraire très fine au niveau des surfaces et des plis de flexion.

D'une façon générale, les enfants et les femmes ont la peau plus mince.

Plus ou moins adhérente aux parties sous-jacentes, on peut en général la faire glisser, la soulever en un pli, sauf cependant en certains points, comme le cuir chevelu, le menton...

Très inégale au toucher, on remarque à sa surface des *plis et* des *sillons* plus ou moins prononcés, plus ou moins grossiers, dépendant de l'action des muscles : rides ; répondant aux plis articulaires : des *hachures* croisées en un réseau déterminé par des dépressions linéaires de l'épiderme ; des *crêtes papillaires*, vasculaires et nerveuses, situées sur les faces palmaires et plantaires ; des *dépressions*, des *orifices*, ouvertures des canaux excréteurs des glandes sudoripares et sébacées, trous de sortie des poils.

A la peau sont enfin annexés un certain nombre d'organes spéciaux : les ongles et les poils, qui concourent au rôle protecteur de la peau ; les glandes sébacées et sudoripares, auxquelles sont dévolues les fonctions de sécrétion et d'excrétion de la peau.

STRUCTURE DE LA PEAU

La peau se divise, macroscopiquement, en deux couches superposées, bien distinctes : l'une, superficielle : l'*épiderme* ; l'autre, profonde : le *derme*, reposant sur une couche cellulo-adipeuse, décrite par E. Besnier sous le nom d'*hypoderme*.

Dès la naissance, la peau est à peu près ce qu'elle est chez l'adulte.

L'épiderme recouvre le derme dans toute son étendue et s'adapte exactement à toutes les anfractuosités, à toutes les saillies qu'il présente.

Au point de vue embryologique, il provient, ainsi que les ongles, les poils et les glandes, du feuillet externe ou ectoderme.

C'est un épithélium pavimenteux stratifié. Il se compose de deux couches : le corps muqueux de Malpighi et la couche cornée.

I. — Séparé du corps papillaire du derme par la *membrane basale*, membrane mince, anhiste et transparente, le *corps muqueux de Malpighi* se présente dans la profondeur sous l'aspect d'une ligne ondulée formée par des dents qui pénètrent dans les espaces interpapillaires. Il présente trois étages :

a) Une première rangée de cellules constitue la *couche génératrice*. Ces cellules sont cylindriques et présentent des crénelures, qui s'enfoncent dans des dépressions correspondantes de la membrane basale. Leur noyau est volumineux et présente des figures karyokinétiques ; leur protaplasma est chargé de granulations pigmentaires.

b) Au-dessus de cette rangée se trouvent plusieurs assises de cellules volumineuses, polyédriques, à faces garnies de fines dentelures (caractéristique de ces cellules) : c'est le *réseau muqueux*. Ces cellules possèdent un noyau volumineux central ovoïde. Leur protoplasma se différencie en un protoplasma indifférent répandu dans toute la cellule et en un protoplasma formé de prolongements appelés dents de Schron ; ces prolongements sont, d'après Ranvier, constitués par des filaments qui, sortis d'une cellule, pénètrent et s'enroulent dans une cellule voisine, et délimitent ainsi des espaces dans lesquels circule la lymphe intersticielle destinée à la nutrition de l'épiderme. Cette disposition n'existerait que chez l'adulte ; chez l'enfant, en effet, les cellules sont directement en contact les unes avec les autres.

c) Au-dessus de ces cellules se trouvent une ou deux rangées de cellules losangiques, à noyau très atrophié et à protoplasma infiltré de grains de matière huileuse, l'éléidine de Ranvier, qui semble présider à la formation de la couche cornée épidermique (kératohyaline de Waldeyer) : c'est le *stratum granuleux* de Unna. Jusqu'à cette couche de cellules, l'épiderme est baigné par le plasma sanguin.

II. — Puis les cellules s'aplatissent ; les grains d'éléidine, ainsi que les noyaux, tendent à disparaître et deviennent de plus en plus rares ; on trouve deux ou trois assises de cellules aplaties, transparentes, à noyau presque invisible : c'est le *stratum lucidum* de Œhl, premier étage de la *couche cornée* nettement encore imprégné d'éléidine.

Au-dessus, des cellules très minces forment une couche feuilletée, fines lamelles plissées sans noyau, transparentes et peu visibles ; ce sont des éléments morts par infiltration de kératine. Les plus superficielles forment le furfur épidermique ; elles se disjoignent sous forme d'écailles cornées (*couche desquamante*), tombent et disparaissent d'une manière incessante.

Cette couche cornée n'existe pour ainsi dire pas chez les nouveau-nés ; on ne la rencontre qu'à la paume des mains et à la plante des pieds ; encore est-elle très friable. On comprend alors facilement pourquoi les érythèmes et les infections cutanées sont si fréquentes chez ces enfants.

Le derme est une formation conjonctive destinée à soutenir l'épiderme et à loger ses dérivés. Il provient, ainsi que les vaisseaux et les nerfs qui en dépendent, de la lame externe du mésoderme. Il est formé par des faisceaux blanchâtres qui, par leur entrelacement, forment un réseau très serré, un feutrage inextricable d'autant plus serré que l'on se rapproche davantage de la surface. C'est, a dit Bichat, « le canevas de l'organe cutané ». Ces faisceaux conjonctifs englobent de nombreuses cellules et sont renforcés par un réseau élastique.

Le derme est parcouru de vaisseaux et de nerfs qui viennent de la profondeur et se divisent en ramifications nombreuses ; il renferme, d'autre part, des follicules pileux et des glandes qui viennent de l'épiderme.

On doit y distinguer deux couches.

I. — Le *chorion*, tissu grossier, très dense, qui comprend, suivant les régions, les deux tiers, les trois quarts, les quatre cinquièmes de l'ensemble de la membrane.

II. — Le *corps papillaire*, séparé de l'épiderme par la membrane basale, plus riche en cellules, plus vascularisé. C'est là que sont le plus actifs les échanges nutritifs, et que se déroulent la plupart des processus pathologiques.

La face supérieure du corps papillaire est limitée par des ondulations constituant les *papilles*. Ces papilles, au nombre de cent cinquante environ par millimètre carré, sont des prolongements cylindroconiques mesurant quarante à cent μ de hauteur qui plongent dans le corps muqueux de l'épiderme en le déprimant comme les doigts pourraient le faire dans une masse plastique. On trouve dans les papilles, soit des terminaisons nerveuses (corpuscules de Meissner), soit des ramifications vasculaires.

Au point de vue de sa structure histologique, le derme est, avons-nous dit, un tissu conjonctif. Les faisceaux de fibrilles conjonctives sont dirigés dans tous les sens : très minces dans la zone papillaire, ils deviennent profondément plus larges, et on les voit se continuer directement dans le tissu cellulaire sous-cutané.

Les fibres élastiques se retrouvent dans toute la hauteur du derme; très fines dans la zone des papilles, elles deviennent relativement plus épaisses dans les parties profondes. D'après Balzer, les fibres élastiques se disposent différemment dans les diverses papilles; tantôt, elles forment une véritable cage élastique; tantôt, au contraire, elles forment au centre de la papille un buisson médian d'où partent, en rayonnant, des fibrilles élastiques.

Les cellules sont insinuées dans les interstices qui séparent les fibrilles, à noyau ovalaire et aplati, à corps cellulaire membraniforme; elles s'anastomosent entre elles.

Ces espaces interfasciculaires servent à la circulation du plasma ou de la lymphe; ce sont de véritables espaces lymphatiques dans lesquels on trouve des globules blancs migrateurs, et çà et là une de ces cellules à granulations basophiles qui portent le nom de mast-zellen. Nous les retrouverons plus loin.

Enfin, au-dessous du derme, se trouve la couche de tissu cellulo-adipeux, l'*hypoderme*. Variable dans sa structure suivant les régions, il est formé de faisceaux conjonctifs, prolongements de ceux du derme; entre ces faisceaux se logent les vaisseaux et les nerfs, les pelotons adipeux.

Dépourvues de graisse sur les saillies osseuses, ces

fibres, au contraire, circonscrivent des lobules adipeux sur la plus grande partie du corps.

Au cuir chevelu, le derme est intimement relié à l'aponévrose épicrânienne par des cloisons fibreuses entre lesquelles est compris le tissu adipeux ; ce qui explique les dégâts, les dénudations que produisent souvent dans cette région des abcès qui, en d'autres points du corps, ne détermineraient que des lésions bénignes.

Telle est la composition histologique de la peau. Voyons maintenant comment se fait la nutrition de ce tissu.

VAISSEAUX ET NERFS

On ne trouve dans l'épiderme ni vaisseaux sanguins, ni vaisseaux lymphatiques. Sa nutrition, cependant, semble assurée par une sorte de plasma, liquide nutritif venu des bouquets vasculaires des papilles, qui chemine dans les espaces intercellulaires et baigne les cellules du corps muqueux de Malpighi. On trouve dans les couches de l'épiderme, entre les cellules épithéliales des globules blancs migrateurs pourvus de plusieurs noyaux ressemblant à ceux des cellules lymphatiques. Il est alors possible que ces globules apportent aux cellules l'oxygène, le pigment et la matière glycogène dont ils sont chargés.

La vascularisation du derme, au contraire, est considérable. Dans le plan sous-dermique existe un réseau vasculaire parallèle à la direction du revêtement cutané : c'est le *réseau sous-dermique*. De ce réseau partent des artérioles qui, après avoir donné des rameaux pour les glandes et les follicules pileux, forment immédiament au-dessous des papilles un deuxième réseau vasculaire parallèle à la surface cutanée : *réseau sous-papillaire*. De ce deuxième réseau partent alors des artérioles qui se rendent dans les papilles : véritable *bouquet vasculaire sous-épithélial*, d'où naissent des veines papillaires qui vont se jeter dans un *réseau veineux dermique* continu au réseau artériel.

C'est dans cette zone si richement vascularisée que se développent les inflammations cutanées.

Les lymphatiques prennent naissance dans les papilles, où ils se présentent, comme nous l'avons déjà vu, sous forme de *lacunes, d'espaces interfasciculaires* remplis d'un liquide séreux analogue à la lymphe, contenant des cellules lymphatiques qui, quelquefois, renferment des microbes. De ces lacunes partent des *branches fermées en cul-de-sac* qui se portent vers les parties profondes et vont se jeter dans un *réseau capillaire lymphathique sous-papillaire*. De ce réseau, enfin, partent des branches qui vont se jeter dans le *réseau lymphatique du tissu cellulaire*.

Les nerfs cheminent d'abord dans l'épaisseur de la couche hypodermique ; puis, s'appliquant à la face profonde des téguments, ils s'engagent dans les aréoles qu'elle présente et abandonnent des ramifications très déliées, très fines, aux glandes sudoripares. De là ils se prolongent jusqu'à la couche la plus superficielle du derme, se répandant dans son épaisseur en d'innombrables divisions formant immédiatement, au-dessous du corps papillaire, un réseau extrêmement riche d'où partent d'innombrables cylindrax qui traversent les papilles pour se perdre dans la couche muqueuse de Malpighi.

Il existe dans la peau de l'homme, à côté de ces terminaisons libres intraépidermiques, d'autres formes de terminaisons nerveuses comme les corpuscules de Meissner, les corpuscules de Pacini, organes d'une sensibilité exquise, qui font du revêtement cutané l'organe du tact.

Il nous reste maintenant à étudier les dépendances de la peau : glandes sébacées et sudoripares, ongles et poils.

Les **glandes sébacées** sont des glandes en grappes dérivées de l'épiderme ; elles sécrètent la matière grasse particulière qui lubrifie la peau. Le plus souvent annexées à un follicule pileux, elles se détachent du col de ce follicule ; cependant, elles peuvent s'ouvrir directement à la surface de la peau, livrant passage ou non, par leur orifice, à un poil rudimentaire. Elles suivent la distribution des poils ; très abondantes au niveau du cuir chevelu, elles manquent au contraire à la paume des mains et à la plante des pieds.

Chaque glande comprend *un canal excréteur* qui se dilate et présente une série de *culs-de-sac* dont la structure assez complexe ne saurait nous arrêter plus longuement.

Les **glandes sudoripares** sont des glandes en

tubes dont l'extrémité, partie sécrétante, est pelotonnée, *glomérule*. Très nombreuses, on les trouve sur toute la surface de la peau, et particulièrement dans le cuir chevelu et dans les aisselles. Suivant leur siège histologique, on les divise en dermiques et sous-dermiques. Ces glandes sont constituées par un tube dont l'extrémité pelotonnée sur elle-même, avons-nous dit, est entourée par une corbeille à jour formée par de fins vaisseaux capillaires. Sa partie superficielle en tire-bouchon vient, après avoir été successivement intra-dermique, puis intraépidermique, s'ouvrir à la surface de la peau par des orifices au nombre de deux millions au moins. Les capillaires des tubes excréteurs proviennent du réseau sous-papillaire et du réseau glomérulaire ; quant à l'inervation, elle est assurée par un plexus nerveux de fibres sans myéline et des cellules nerveuses qui tiennent sous leur dépendance la sécrétion de ces glandes.

Les **ongles** sont des lames cornées dépendant de l'épiderme ; enchâssés dans la peau, ils revêtent la face dorsale de la dernière phalange des doigts.

Ils présentent trois parties : *la racine*, recouverte par un repli du derme ; *le corps* de l'ongle, qui s'étend de la racine jusqu'à la pulpe du doigt, et *l'extrémité libre*. L'ongle forme, avec l'extrémité du doigt, un sillon qui, chez l'adulte, et bien plus encore chez l'enfant, devient un véritable nid à poussières et à micro-organismes. Il suffit alors d'un prurit quelconque, d'une maladresse, pour que ces ongles, véritables instruments tranchants, deviennent de puissants agents d'infection cutanée par inoculation directe, par ensemencement.

Les **poils** sont aussi des productions d'origine épidermique. Chaque poil comprend une portion qui émerge de la peau : *la tige;* une portion intradermique : *la racine;* un renflement terminal : *le bulbe pileux;* implanté dans une dépression du derme et de l'épiderme : *le follicule pileux.* Le derme envoie une saillie : *la papille,* qui déprime le bulbe.

Nous ne nous arrêterons pas plus longtemps sur la constitution intime des poils ; il nous suffira de faire remarquer, ce qui nous intéresse plus directement, que, d'abord adhérente au poil depuis la papille jusqu'à l'embouchure de la glande, la paroi interne du follicule s'en sépare insensiblement jusqu'à la surface cutanée, limitant ainsi un espace rempli de matière sébacée, réceptacle favorable à la pullulation des microorganismes qui, de là, gagnent facilement le follicule et la glande.

Le système pileux de l'homme se compose de poils, cils et vibrisses, et d'un duvet, poils rudimentaires. Régulièrement répartis à la surface du corps, les poils revêtent certaines régions déterminées : cuir chevelu, menton, aisselles, tandis que le duvet recouvre presque toutes les autres.

Telle est, un peu détaillée, la constitution du tissu cutané ; il nous reste maintenant à étudier rapidement ses fonctions.

II

PHYSIOLOGIE

La peau est avant tout un organe de protection, et ses différentes fonctions, fort dissemblables en apparence, visent toutes le même but : protéger les tissus sous-jacents, le milieu intérieur, contre tous les agents extérieurs, agents chimiques et physiques ; contre les êtres vivants, les microorganismes, qui nous entourent et qui sont répandus sur tout ce qui nous approche.

En un mot, toutes les fonctions de la peau concourent à la préservation de l'organisme.

Recouvrant en entier le corps, elle en protège, avons-nous dit, tous les tissus, tous les organes.

La peau est un organe doué d'une *sensibilité* exquise. Par son réseau nerveux, l'individu est immédiatement prévenu de la présence des agents extérieurs et renseigné sur quelques-unes de leurs propriétés qui lui sont plus ou moins nuisibles. Par cette sensibilité, la peau représente aussi un des lieux d'origine les plus importants des arcs réflexes ; les irritations de la peau n'agissent-elles pas, en effet, sur la circulation et la respiration ? n'attribue-t-on pas à un acte réflexe d'origine cutanée l'établissement de la respiration pulmonaire chez le nouveau-né ?

Sa *mobilité* et son *élasticité* nous protègent contre

les chocs. Etant *mauvaise conductrice* de l'électricité et de la chaleur, la peau est un excellent isolant.

Presque imperméable, son *absorption* est très faible ; cependant, la peau intacte absorbe différents gaz ; elle absorbe aussi probablement les liquides. On a beaucoup discuté sur ces faits. Autrefois admise par tous les physiologistes, l'absorption cutanée est aujourd'hui mise en doute par certains auteurs, soutenant par exemple que les succès obtenus depuis si longtemps dans le traitement de la syphilis avec les frictions mercurielles sont dus à l'absorption des vapeurs de mercure par le poumon. Mais, si l'absorption par la peau, absolument intacte, peut être mise en doute, il n'en est plus de même lorsque la peau se trouve quelque peu modifiée, imbibée, ramollie par l'application d'un pansement humide, lorsqu'elle est dépourvue de sa couche cornée ; et combien fréquemment, en vérité, notre épiderme altéré réunit-il ces conditions si favorables à l'absorption ! Témoin ce jeune auteur dramatique qui s'empoisonna en s'appliquant sur le creux de l'estomac un cataplasme dans lequel il avait versé le contenu d'un flacon de laudanum ; ou bien encore ce jeune enfant rhumatisant dont l'histoire nous fut rapportée par le professeur Pouchet, qui fut intoxiqué à la suite d'une friction faite avec de l'huile de jusquiame au niveau d'une articulation qui avait été au préalable le siège d'une onction au salicylate de méthyl.

Quoi qu'il en soit des liquides, la peau saine et intacte est le siège d'échanges gazeux. A l'état normal, elle absorbe de l'oxygène et exhale de l'acide carbonique ; cette respiration de la peau est évidemment très faible ; mais elle est plus active lorsqu'on la stimule et quand elle est plus vasculaire.

Elle se comporte de même avec les microorganismes. Saine et lubrifiée à sa surface par les sécrétions des glandes sébacées, elle oppose une barrière absolument infranchissable aux microbes, à tous les germes si nombreux qui habitent normalement la surface de notre corps ; mais il suffit du moindre frottement, de la moindre érosion, pour que ces germes, jusque-là inoffensifs, pénètrent dans l'intérieur de nos tissus et y déterminent des lésions plus ou moins étendues.

On s'explique alors pourquoi les jambes et les fesses des nourrissons, constamment en contact avec l'urine et les matières dans lesquelles la peau macère, se ramollit et s'érode, sont si souvent le point de départ des affections cutanées.

D'autre part, MM. Garré et Socin, cherchant à prouver au Congrès français de Chirurgie de 1885 combien facilement la peau se laissait pénétrer par les microorganismes, ont montré qu'on pouvait déterminer sur le bras la formation d'un anthrax en frottant la peau avec une culture pure de *staphylococcus pyogenes aureus*.

Mais, si l'absorption de la peau est faible, *ses fonctions de sécrétion* sont au contraire très actives, et ses glandes sébacées et sudoripares, en même temps qu'elles protègent l'organisme contre l'envahissement microbien, se font l'un des plus puissants émonctoires de l'économie.

La matière sébacée est formée par des acides de la série grasse, acides dont la proportion dépend de leur production; or, si l'on tient compte de cette loi de pathologie générale, qui dit qu'un milieu alcalin est absolument nécessaire au bon fonctionnement et au développement régulier des cellules, il est alors certain que le défaut d'élimination cutanée peut concourir à affaiblir la résistance de l'organisme, et, en abaissant la vitalité des tissus, préparer la voie à l'infection.

Mais, en réalité, le rôle des glandes sébacées est plus modeste. Leur produit, en se répandant à la surface de la peau, forme une sorte de couche isolante, de vernis, propre à diminuer encore l'absorption déjà si faible de la peau, et protège ainsi l'organisme contre les poisons et les parasites.

Par ses glandes sudoripares, la peau sécrète un liquide incolore, transparent ou louche, d'une odeur variable, suivant les régions, les races et l'individu : la sueur, qui, s'évaporant sans cesse à la surface du corps, devient le principal agent de la régulation de la température.

Très peu toxique, comme l'ont prouvé les travaux de Mavrojanis et Charrin, la sueur élimine certainement des poisons accidentellement introduits dans l'économie, certaines substances inutiles et parfois nuisibles à l'organisme : déchets des combustions des tissus ; certains médicaments ingérés : quinine, antipyrine, arsenic, opium, iodures, etc... Sa composition, ainsi que la quantité émise, varie suivant l'état de santé ou de maladie. Elle contient normalement, d'abord, en grande partie, de l'eau, puis des sels minéraux, de l'urée en faible proportion ; mais on a observé de véritables givres d'urée sur la peau de certains urémiques.

Dans ses limites physiologiques, la sueur conserve à la peau son humidité, prévient la dessiccation des téguments, et, en lubrifiant les éléments anatomiques, en leur donnant plus de souplesse et d'élasticité, concourt à la conservation et à la perfection de la sensibilité cutanée. L'homme perd en moyenne, par sudation, un litre d'eau dans les vingt-quatre heures. Cette quantité varie suivant la température extérieure, l'état hygrométrique de l'air, l'exhalation pulmonaire, la sécrétion urinaire (qu'elle supplée dans certaines circonstances), l'hydratation du sang, l'exercice ou le repos.

Certaines pyrexies, certains états dyscrasiques (rhumatisme, diabète, rachitisme), déterminent des sueurs profuses qui peuvent, chez les tout jeunes enfants, par suite de la macération, détruire les couches superficielles de l'épiderme. Bien souvent aussi, la fièvre, la maladie, dessèchent l'épiderme ; et la peau, alors sèche et écailleuse, dépourvue de son enduit protecteur, se laisse pénétrer par les parasites.

Cette variation dans la quantité peut être facilement

obtenue par l'absorption de certains médicaments : la pilocarpine et l'atropine.

Enfin, le sang se refroidit dans son passage à travers la peau; aussi la peau est-elle, par suite de sa vascularisation et de l'évaporation continuelle de la sueur à sa surface, le *régulateur thermique* du corps.

III

LES MICROBES DE LA PEAU

A l'état normal, comme à l'état pathologique, un nombre infini d'espèces microbiennes habitent notre peau.

La plupart de ces germes sont saprophytes; variables, par conséquent, avec le milieu, les vêtements, les professions; mais certains germes pathogènes, virulents, amenés par les poussières, peuvent aussi venir se déposer à la surface de la peau. Leur nombre variera également suivant le milieu où vivent les individus; beaucoup plus nombreux, beaucoup plus virulents aussi dans les milieux hospitaliers, encombrés et mal aérés, sans cesse infectés par la présence des malades.

Les différents auteurs qui se sont occupés de la flore de la peau y ont décrit un nombre considérable de microorganismes. Le Dr Remlinger, attaché au laboratoire de bactériologie du Val-de-Grâce, n'en compte pas moins de 40,215 en moyenne par centimètre carré de peau saine (c'est-à-dire 550 millions par individu); mais il est certain que les différentes régions du corps, soumises à des causes de contamination si différentes, présentent nécessairement une richesse microbienne très variable.

Ce sont les parties recouvertes de poils, partant les plus riches en glandes, qui lui ont fourni les chiffres les plus élevés (périnée, 172,000; scrotum, 77,600; pli de l'aine, 66,740; aisselle, 63,070); à la face, on n'en compte que 4,790 par centimètre carré.

Les microbes de la peau appartiennent à des espèces très variées :

Bizzozéro décrit deux sortes de saccharomyces rencontrées également par Balzer dans les comédons : un diplocoque et un filament flexueux, auxquels il donne le nom de leptothrix epidermitis. Bordoni Uffreduzzi trouve six espèces, parmi lesquelles des microcoques nombreux et différents, un leptothrix, un bacille, une sarcine orange, liste à laquelle Damman ajoute quatre bacilles, un staphylocoque, un microcoque. A toutes ces espèces, il faut joindre des streptocoques, un bacillus amylobacter décrit par Quinquaud, le bacille de Scheurler, et d'autres bacilles appartenant, comme lui, au groupe du subtilis.

Enfin, Maggiora a découvert sous les ongles vingt-neuf sortes de microbes.

Mais, en raison de leurs extrêmes variétés, qu'expliquent, en réalité, les conditions diverses d'existence des individus, l'étude de tous ces microbes ne présente pour nous que peu d'intérêt; et, laissant de côté les espèces saprophytes, que l'on rencontre dans les couches superficielles, nous ne retiendrons que les espèces pathogènes sujettes à moins de variétés.

Remlinger, dans ses expériences faites sur cinquante hommes sains, a rencontré : vingt-trois fois le *staphylococcus albus*, onze fois le *staphylococcus aureus*, quatorze fois le *staphylococcus citreus*, qui, bien que peu répandu dans la nature, en général, semble se plaire à la surface des téguments ; huit fois le *strepto-coque*, cinq fois le *colibacille* (à la face antérieure du thorax, à la nuque, à la face antérieure de la jambe, sur la face dorsale du pied). Il n'a jamais réussi à constater dans la peau saine le bacille de Koch ; mais ses recherches n'ont pas porté sur des tuberculeux. Il n'a pas trouvé davantage de forme rappelant celle du bacille du tétanos ou du vibrion septique.

Les microbes pathogènes pénètrent dans toutes les couches de l'épiderme ; on en trouve partout, aussi bien dans les couches profondes que dans les couches superficielles. Au-dessous de la couche cornée, on découvre çà et là, entre les cellules de la couche de Malpighi, des microbes sous forme de petits grains colorés ; mais c'est surtout dans les conduits excréteurs des glandes sudoripares, dont ils remplissent parfois la lumière, qu'ils sont nombreux ; on en trouve aussi dans les follicules pileux, principalement dans leur partie supérieure, au-dessus des glandes sébacées, là où existe l'espace libre destiné à l'écoulement de la matière sébacée. Ils pénètrent également dans les glandes sébacées elles-mêmes, et on les a rencontrés quelquefois çà et là dans les lacunes lymphatiques du derme.

Mais, ce qui distingue ces microbes de ceux des couches superficielles, c'est qu'ils appartiennent à un très petit nombre d'espèces, et que ces espèces sont à peu près les mêmes chez tous les individus.

Ils furent aussi étudiés par Remlinger. A l'aide d'un bistouri flambé, il faisait une ponction assez profonde allant jusqu'au voisinage du derme, puis il ensemençait alors la gouttelette chargée des microbes profonds dans du bouillon, sur de la gélatine, de la gélose ou du sérum.

Ses recherches ont porté sur cinquante hommes; elles ont donné trente-huit fois des résultats positifs : il a rencontré quinze fois des staphylocoques blancs, dorés et citrins, dix fois un bacille long liquéfiant la gélatine et appartenant au groupe du *subtilis*, six fois' un petit *coccus* se décolorant par le Gram et donnant sur la gélose et la gélatine qu'il liquéfie rapidement des colonies de couleur orange, six fois un gros *coccus* se présentant souvent sous forme dé diplocoque ou de tétrade se décolorant par le Gram et donnant sur gélose de grosses colonies blanches très opaques.

Enfin, trente-six fois sur trente-huit, il a trouvé dans les cultures un petit micrococoque ressemblant d'une façon très frappante à des microorganismes décrits par différents auteurs comme étant les agents pathogènes d'affections variées; il fait de ces microbes une espèce vulgaire et banale.

Chez dix-sept hommes, il n'a rencontré qu'une seule espèce microbienne; chez onze, il en a trouvé deux; chez six, trois; chez quatre, quatre.

Tous ces microbes, si richement répandus à la surface de la peau, n'attendent alors que l'occasion pour pénétrer plus profondément dans l'intérieur de nos tissus. Normalement logés dans les conduits des glandes, aussitôt que la couche cornée se trouve détruite par un traumatisme quelconque ils pénètrent, par les

interstices du corps muqueux de Malpighi, dans les
fentes lymphatiques du corps papillaire et de la couche
réticulaire du derme, et y causent des lésions plus ou
moins étendues.

Il semble, en réalité, que l'on a un peu exagéré
la quantité des micoorganismes de la peau, car Unna
prétend n'avoir jamais pu en déceler dans les conduits
excréteurs des glandes sudoripares. Et retenons simplement cette notion, dit M. Hutinel, que la peau est
un véritable réservoir de staphylocoques, et que ceux-
ci siègent plus particulièrement dans la couche cornée
et à l'embouchure des follicules pileux.

Mais les microbes saprophytes non pathogènes
peuvent devenir aussi cause d'affections plus ou moins
sérieuses, ainsi que l'a fait remarquer Quinquaud. Bien
que n'ayant pas par eux-mêmes de propriétés nocives,
ils peuvent agir mécaniquement en entravant d'une
façon plus ou moins complète les fonctions cutanées.

Leur accumulation à la surface de la peau, entre les
cellules du corps de Malpighi, dans les conduits sécréteurs des glandes sudoripares et sébacées, peut avoir
pour conséquence une absorption moindre d'oxygène,
une exhalation moindre d'acide carbonique et une augmentation dans le sang et les tissus des matières extrac-
tives, de l'urée en particulier.

De ces connaissances bactériologiques découle naturellement la nécessité d'assurer le parfait fonctionnement de la peau par des nettoyages fréquents qui, la
débarrassant de l'excès de ces parasites, lui permet-
tront de se défendre contre l'infection.

IV

ÉTIOLOGIE GÉNÉRALE DES MALADIES DE LA PEAU

Comme nous l'avons vu dans les pages précédentes, la peau, organe de protection, est par suite de sa situation superficielle exposée aux violences de toutes sortes venant de l'extérieur, et, retenant à sa surface les poussières minérales et organiques au milieu desquelles nous vivons, elle est sans cesse menacée d'être contaminée, infectée par les germes saprophytes et pathogènes qu'elles renferment.

Les lésions ainsi provoquées peuvent rester strictement localisées aux téguments; dans quelques cas, cependant, à la lésion locale primitive, succède un envahissement d'autres organes, et même, comme l'a montré récemment le Dr Hulot, une généralisation de la maladie par l'intermédiaire de la voie lymphatique et sanguine, la peau jouant alors le rôle de porte d'entrée.

D'autre part, en tant que partie intégrante de l'organisme, elle subit aussi l'influence des maladies générales et viscérales dont un grand nombre se manifestent par des éruptions.

Ce sont alors les causes internes en opposition aux précédentes : causes externes. Elles consistent en Intoxications alimentaires et médicamenteuses, la substance toxique agissant soit par l'intermédiaire du système vaso-moteur, soit par élimination cutanée directe ; en Auto-intoxication, par suite de l'absorption des produits de la désassimilation ou du fonctionnement vicié d'un organe, les troubles digestifs, par exemple, déterminant des fermentations anormales dont les produits passent dans le torrent circulatoire.

Elles consistent encore en infections générales susceptibles de se localiser à la peau ou d'y éveiller des lésions par leurs toxines ; en troubles circulatoires ou sensitifs imputables au système nerveux.

Enfin, à côté de toutes ces causes, on doit en ranger d'autres dont le rôle est très obscur dans son essence, mais, en tout cas incontestable. Ce sont, si on peut ainsi s'exprimer, des causes prédisposantes : l'hérédité ; l'idiosyncrasie, qui donne à l'individu sa personnalité morbide et qui explique les différences parfois si grandes dans la façon dont les divers individus réagissent à une même action pathogène ; l'état diathésique, disposition générale de l'organisme qui fait de ses sujets des dermopathes, sans qu'on puisse rattacher les éruptions qu'ils présentent à une cause extérieure.

Telles sont, rapidement exposées, les causes nombreuses et variées qui peuvent agir sur la peau, isolément ou associées. De ces associations, il peut résulter des types hybrides qui, de plus, évoluant sur des terrains différents, augmentent encore la richesse des maladies cutanées parmi lesquelles s'égare le diagnostic. Et l'on comprend alors facilement combien il peut être souvent difficile de démasquer, sous des aspects aussi dissemblables, l'évolution d'un même agent pathogène.

DEUXIÈME PARTIE

ÉTIOLOGIE ET PATHOGÉNIE

DES ABCÈS MULTIPLES

ÉTIOLOGIE ET PATHOGÉNIE

DES ABCÈS MULTIPLES

CHAPITRE Ier

HISTORIQUE

Il faut remonter à 1853 pour trouver dans la littérature médicale une description à peu près exacte des abcès multiples des nourrissons, et l'on est vraiment étonné du peu de détails que l'on arrive encore à découvrir dans des ouvrages spéciaux parus il y a à peine vingt ans. Leur rareté relative doit en être la cause. Bien que communs chez les petits malades qui fréquentent les hôpitaux, ces abcès sont en réalité assez rares, car ils ne se développent pas également dans les différents milieux de la société. Ils ne se développent, en effet, que chez des enfants malingres, atrophiés, mal tenus, qui n'ont cessé de souffrir dès leur naissance ; chez des enfants, enfin, dont l'alimentation, pour une raison quelconque, a été viciée.

Cependant, les auteurs sont unanimes à reconnaître que la peau des nouveau-nés est particulièrement sujette à la suppuration. Billard signale, en effet, les phlegmons comme étant assez communs chez les enfants à la mamelle, mais ne parle pas des abcès multiples. Valleix dit avoir rencontré plusieurs fois des abcès chez des enfants atteints de muguet. Steiner décrit une dermatite folliculaire, Baginski une dermatite phlegmoneuse ; mais ils ne font que les signaler ; ils se contentent de constater leur existence et leur peu de fréquence.

Hervieux, le premier, en 1853, les étudia avec soin et en donna une description assez détaillée. Frappé, comme tous ceux d'ailleurs qui ont étudié ces abcès, par leur multiplicité et leur évolution lente, il chercha à démontrer qu'ils relevaient d'un état général de l'individu, ne pouvant expliquer par une cause locale ces séries d'abcès parfois si nombreux et se développant en des points du corps très éloignés.

S'appuyant alors sur neuf observations prises dans son service des enfants assistés, il les décrivit comme manifestation d'un état dyscrasique spécial aux enfants du premier âge, et qu'il appela « diathèse purulente des nouveau-nés ». Mais, ayant remarqué que des abcès pouvaient aussi bien se développer dans les organes internes que dans la peau et les articulations, il distingua dans cette diathèse deux formes, l'une externe, ou cellulo-articulaire, qu'il opposa à la seconde forme, viscérale ou interne.

La diathèse purulente cellulo-articulaire doit s'entendre, dit-il, d'une disposition morbide de l'économie en vertu de laquelle le tissu cellulaire sous-cutané et le tissu articulaire peuvent devenir le siège d'un plus ou moins grand nombre de collections purulentes évoluant, pour la plupart, comme des abcès froids, lentement, sans changement de coloration des téguments, sans amincissement de la peau. « Quant à la nature de cette étrange maladie, dit-il, je l'ignore et suis porté à croire qu'elle est due à une altération du sang. »

Plus de vingt ans après, Bouchut, en 1876, rapporta cinq observations d'abcès multiples et crut pouvoir les diviser en trois classes ; trois diathèses, d'après ses observations, pouvant donner lieu à la formation d'un plus ou moins grand nombre d'abcès du tissu cellulaire sous-cutané chez les enfants. Et il distingua, alors, les abcès puerpéraux, syphilitiques et scrofuleux.

Bien qu'ayant donné une classification incomplète, Bouchut eut le grand mérite de distinguer nettement les abcès puerpuéraux des deux autres groupes. Ces abcès, d'après lui, se manifestent, quelques jours après la naissance, chez des enfants qui ont un érysipèle ou dont la mère est atteinte d'infection puerpérale. Ce sont bien là des abcès dus aux germes pyogènes qui ont donné naissance aux accidents constatés primitivement chez l'enfant ou chez la mère, toute infection septique pouvant donner naissance à des abcès multiples. Mais, en réalité, il n'y avait pas lieu de voir là une diathèse spéciale.

La deuxième variété se manifeste chez des enfants de deux à trois mois qui sont nés avec des manifestations non douteuses d'hérédo-syphilis. Ce sont des gommes syphilitiques, petits nodules durs situés dans la couche sous-cutanée, qui se ramollissent, deviennent fluctuantes et laissent échapper à travers la peau amincie, puis ulcérée, un pus très abondant jaunâtre et strié de sang. Ces abcès sont-ils bien, comme le veut Bouchut et comme le pense aussi Roulland, une manifestation de la syphilis ? Ne sommes-nous pas plutôt en présence d'abcès chauds développés sur un terrain favorable à la suppuration ? Bien qu'il ne soit pas douteux que des gommes syphilitiques puissent se développer dans la peau des jeunes enfants, il faut reconnaître cependant qu'elles sont très rares chez les nouveau-nés, chez des enfants de deux et trois mois, et, en tous cas, elles ne se présentent jamais en aussi grand nombre. L'évolution, d'ailleurs, des gommes syphilitiques est beaucoup plus lente, leur contenu est grumeleux, leur cicatrisation est lente, tandis que ces abcès gommeux évoluent la plupart du temps rapidement et contiennent un pus épais et bien lié. En réalité, la syphilis est une cause de dénutrition considérable chez le nouveau-né, et nous pensons que dans la plupart des cas elle agit comme cause prédisposante à l'infection ; les lésions cutanées qu'elle détermine servant de porte d'entrée aux germes de la suppuration.

Enfin, la troisième variété se manifeste rarement dans la première année. Ce sont des abcès à évolution très lente, qui restent longtemps stationnaires, puis augmentent tout à coup de volume, se ramollissent, deviennent fluctuants et laissent écouler un pus verdâtre. La cicatrisation se fait mal ; le plus souvent, il se forme une fistule dont l'orifice est rougeâtre et livide et qui dure très longtemps. Ils se développent chez des enfants de souche tuberculeuse certaine et chez des strumeux.

Bouchut, évidemment, a voulu décrire là les abcès froids tuberculeux dans lesquels MM. Brissaud et Josias ont plus tard démontré la présence de tous les éléments des tubercules. La marche lente et chronique des abcès multiples des nourrissons les a fait prendre en effet longtemps pour des manifestations tuberçuleuses.

Despine et Picot, dans leur manuel paru en 1876, ne leur consacrent pas un chapitre spécial, mais les décrivent comme localisation cutanée de la scrofule, à côté des gourmes. Ils viennent le plus souvent, disent-ils, compliquer l'impétigo du cuir chevelu, soulevant la peau du crâne et entraînant la chute des cheveux.

Et, plus récemment, en 1893, le Dr Charles Rémy, s'appuyant sur l'observation d'un enfant atteint d'abcès multiples dans le pus desquels l'examen microscopique révéla la présence du bacille tuberculeux, n'hésita pas à faire de ces abcès une forme atténuée de la tuberculose. Leur multiplicité, leur dissémination, prouvent bien qu'il s'agit d'une infection générale ; c'est une tuberculose héréditaire, pense-t-il, qui a comme causes accessoires la misère, la mauvaise alimentation et, enfin, les fièvres éruptives.

D'autre part, le Dr Ausset, de Lille, communiqua dans l'*Echo médical du Nord*, en 1897, l'observation d'un enfant de quatre semaines de souche tuberculeuse et nourri au biberon qui, huit jours après sa naissance, présenta sur le corps une multitude de tumeurs sous-cutanées de couleur différente, de dimension variable, et dans le pus desquelles il trouva le bacille de Koch. Il inocula un cobaye avec une dilution du pus d'un des abcès, et le cobaye mourut un mois après de tuberculose généralisée.

Ces deux observations prouvent, évidemment, que le pus des abcès que nous étudions peut contenir du bacille de Koch; mais la constatation de ce bacille et l'inoculation du pus d'un seul de ces abcès à un cobaye ne prouvent pas la nature tuberculeuse de tous les abcès. D'ailleurs, ils n'ont pas la même évolution que les gommes tuberculeuses ordinaires, et le Dr Rémy est le premier à reconnaître que ces abcès ont une marche spéciale, beaucoup plus rapide, qu'ils peuvent provoquer de la douleur, donner de la fièvre, amener la perte de l'appétit et du sommeil.

Hénoch, s'appuyant seulement sur les données de la clinique, avait nettement distingué ces abcès de ceux qu'il rencontrait souvent chez les enfants scrofuleux ou chez ceux atteints d'affection du système osseux. Comme Hervieux et Bouchut, il en faisait l'expression d'une diathèse dont il ignorait la nature. « Tout ce qu'on sait, dit-il, c'est que bien qu'on observe çà et là les abcès en question chez des enfants sains, on les rencontre de préférence chez ceux qui sont atrophiés à un haut degré ou tuberculeux. »

Mais, ce n'est pas parce que ces abcès ont une évolution rappelant celle des abcès froids, parce qu'ils se développent chez des enfants soupçonnés à tort ou à raison de tuberculose, qu'ils sont de nature tuberculeuse.

Geisler observa sept enfants, entre cinq mois et cinq ans, présentant des abcès froids sous-cutanés ; ces abcès plus ou moins nombreux, de un à dix, présentaient un volume variable allant de celui d'une noisette à celui d'une noix. Leur évolution fut particulièrement lente ; ils duraient entre deux et six mois, et cependant l'examen du pus fut négatif. Pas trace de bacille de Koch, ni par l'examen direct, ni par l'inoculation à des cobayes.

De même, le Dr Henri Roger publia, en 1892, l'observation d'une enfant de six ans qui présentait dans la peau un grand nombre de petites tumeurs analogues à tel point à des abcès froids ou à des gommes tuberculeuses, qu'il porta le diagnostic d'abcès froids de nature tuberculeuse. L'état général était mauvais, l'amaigrissement frisait la cachexie ; cependant, l'apyrexie était absolue, et l'examen des viscères ne révélait aucune altération notable. Or, l'examen microscopique fut aussi complètement négatif que dans les cas de Geisler. Il inocula des cobayes : ils restèrent en bonne santé. Chez l'un d'eux inoculé sous la peau, il se développa un abcès qui s'ouvrit au bout de cinq semaines et se cicatrisa rapidement. Enfin, six mois après, il sacrifia deux cobayes : les viscères étaient parfaitement sains. Il ne s'agissait donc pas de tuberculose, et ces abcès avaient évolué cependant à la façon d'abcès froids. Cette forme d'abcès fut encore observée par Jules Renault, qui, chaque fois, constata l'absence complète du bacille de Koch et la présence seule du staphylocoque doré.

Il semble donc prouvé, par ces diverses observations, que tous les abcès froids ne sont pas dus au bacille de Koch, et que chez les tuberculeux tous les abcès ne sont pas non plus de nature tuberculeuse. Il faut admettre que chez les tuberculeux comme chez tous les enfants, il peut se développer des abcès chauds à marche plus ou moins lente, dus aux microbes pyogènes ordinaires.

L'infection cutanée peut être évidemment plus fréquente chez eux que chez des enfants sains et résistants. Tantôt, l'enfant atteint de tuberculose chronique pulmonaire, bronchique ou généralisée, est arrivé à un état de débilité assez avancée ; ses fonctions digestives se font mal, et l'on comprend aisément que les abcès se développent chez lui avec une facilité très grande à l'occasion de la moindre lésion cutanée.

Tantôt, l'enfant a une lésion suppurée ouverte à l'extérieur, et dans le pus de laquelle les microbes pyogènes ne demandent qu'à s'associer au bacille de Koch. Les parties voisines, constamment souillées par le pus, deviennent alors le siège d'abcès cutanés ou de folliculite.

Depuis 1886, en effet, de nombreux auteurs, et principalement Longard et Escherich, ont montré la présence constante des staphylocoques blancs et dorés dans le pus des abcès que nous étudions. Escherich dit n'avoir jamais rencontré le bacille tuberculeux dans le pus de ces abcès ; mais, par contre, sur neuf cas qu'il

a eu l'occasion d'examiner, il a trouvé cinq fois le staphylocoque blanc seul et quatre fois associé au staphylocoque doré. Le Dr Jules Renault, dans un travail
paru dans les *Archives de médecine des enfants*, de
1898, déclare avoir observé le staphylocoque à l'état
de pureté dans les cinquante cas qu'il a pu observer.

Quelques auteurs, cependant, semblent avoir observé
dans quelque cas, très rares il est vrai, d'autres microorganismes :

Thiercelin dit avoir rencontré deux fois le strepto-
coque.

Renault trouva une fois, dans un gros abcès unique
périanal, du colibacille.

Le pneumocoque semble avoir été rencontré une
fois.

On les trouve du reste très rarement à l'état de
pureté ; ils sont presque toujours associés au staphylocoque.

Le bacille de Koch est certainement celui que l'on
rencontre le plus fréquemment ; mais, en réalité, il y
a dans ces cas une infection mixte : le staphylocoque
venant infecter des abcès franchement tuberculeux et
leur donner l'allure d'abcès chauds ; c'est ce qu'ont
observé MM. Lannelongue et Achard, Léon Bernard et
Jules Renault.

C'est donc le staphylocoque l'agent pathogène des
abcès multiples des nourrissons ; c'est lui que l'on rencontre toujours. On le rencontre le plus souvent, pour
ne pas dire toujours, à l'état de pureté, et lorsqu'on

le rencontre associé à d'autres microbes, il prédomine toujours de beaucoup.

Comment s'étonner, du reste, de la fréquence des infections dont il peut être l'auteur, quand on pense, comme nous l'avons déjà vu, qu'il est répandu partout autour de nous ; bien plus, que notre peau en est un véritable réservoir et qu'il vit en saprophyte dans la bouche, la salive et les voies respiratoires.

L'agent pathogène découvert, il se pose maintenant deux problèmes plus difficiles à résoudre et sur lesquels on a déjà beaucoup discuté. Comment ces stapylocoques parviennent-ils à s'implanter et à se cultiver dans les couches de la peau ? Pourquoi, puisque nous reconnaissons qu'ils sont à l'état normal absolument inoffensifs, deviennent-ils tout-à-coup virulents et capables de produire ces suppurations si fréquentes chez l'enfant ?

Les agents de la suppuration, et surtout le staphylocoque, existent en abondance autour de nous ; tous les objets que nous touchons, les vêtements que nous portons, les langes des enfants en particulier, en sont constamment souillés ; enfin, plus ou moins profondément enfoncés dans les glandes, dans les follicules pileux, ils vivent à l'état normal à la surface de notre corps. On comprend alors aisément qu'il suffit de la moindre excoriation des téguments pour qu'ils pénètrent dans le derme et amènent la production de foyers purulents si les conditions de culture sont favorables.

Le moindre traumatisme, la moindre éraillure de l'épiderme, leur sert de porte d'entrée, et l'on sait combien sont fréquentes les lésions cutanées chez les jeunes enfants, dont l'épiderme est dépourvu, sur presque toutes les parties du corps, de la couche cornée protectrice.

L'ombilic est souvent chez eux la source de ces infections ; il est fréquemment le siège de phlegmons, de plaies, d'érysipèles.

Les uns portent aux malléoles et aux talons des excoriations dont Parrot et Saint-Philippe ont signalé l'extrême fréquence. D'autres présentent des lésions de grattage dues au prurigo si fréquent chez les dyspeptiques, ou à la présence des parasites : puces, punaises et poux, qui trouvent dans les enduits crasseux de la tête, qu'entretiennent avec un soin jaloux nombre de jeunes mères, un aliment recherché ; dus enfin à la gale qui, souvent, s'accompagne d'éruptions pustuleuses ecthymateuses.

Mais ce que nous rencontrons le plus souvent, ce sont les érythèmes, dus au contact plus ou moins prolongé de la peau avec des substances irritantes : l'érythème des fesses et des cuisses, si fréquent chez les enfants mal tenus et qu'on laisse pendant longtemps macérer dans l'urine et les matières fécales.

Les différentes dermatoses : l'impétigo de la face, du cuir chevelu, du tronc ; le pemphygus, l'eczéma sec ou séborrhéique.

Puis ce sont des plaies de la région postérieure de la tête, dues au frottement des draps trop grossiers ou à la compression du cuir chevelu, ramolli par la transpiration, entre le crâne et un oreiller trop dur.

De nombreux auteurs, enfin, signalent les éruptions de la rougeole (nous en avons nous-même constaté deux cas), de la varicelle, de la variole, de la scarlatine, les pustules vaccinales, etc...

L'inoculation directe, par voie externe, est en un mot le facteur pathogénique le plus fréquent des abcès multiples des nourrissons, et le professeur Leloir, en 1893, détermina les conditions dans lesquelles se fait la contagion.

L'infection se fait le plus souvent par auto-inoculation, le pus se trouvant en contact par l'intermédiaire des langes ou des draps avec les différentes parties du corps, ou bien l'enfant s'inoculant lui-même les germes pathogènes avec les ongles.

Dans certains cas, c'est par le contact avec un malade porteur de foyers suppuratifs que l'enfant est contaminé, que le foyer de suppuration primitif soit une véritable pyodermite ou un foyer suppuratif quelconque, témoin ce tout jeune enfant soigné par le professeur Hutinel, qui s'infecta en jouant avec son frère atteint d'un abcès périnéphrétique incisé et qui eut le corps couvert d'abcès multiples.

Dans d'autres cas, plus rares, l'inoculation peut être faite par l'intermédiaire d'un objet quelconque souillé par des staphylocoques étrangers à l'individu : les vêtements, les objets de toilette, les ustensiles de ménage, les mains des nourrices, les animaux, l'air même, ce qui explique la fréquence si grande de la staphylococcie dans les milieux hospitaliers.

Mais, comment expliquer maintenant la pénétration

des staphylocoques à travers la peau lorsqu'il n'existe à sa surface ni éruption, ni irritation ? N'avons-nous pas dit que la peau saine, recouverte de sa couche cornée, lubrifiée par les sécrétions des glandes sébacées, apposait une barrière infranchissable aux microbes ? Cependant, divers expérimentateurs, en particulier MM. Garré et Socin, dans des expériences faites sur eux-mêmes, ont pu, comme nous l'avons déjà vu, déterminer la formation de furoncles et d'abcès en se frottant la peau de l'avant-bras, absolument saine, avec une culture pure de *staphylococcus pyogenes aureus.* On est alors conduit à admettre qu'ils pénètrent dans les orifices cutanés et les canaux excréteurs des glandes, et de là envahissent les parties profondes. C'est d'ailleurs l'avis de Bockart qui, à la suite d'expériences semblables, les retrouva dans les conduits excréteurs des glandes sudoripares, les orifices des poils. Pour Unna, ils pénètrent surtout par les glandes sébacées, et principalement au niveau de l'interstice qui sépare la gaîne épithéliale du follicule pileux.

Enfin, c'est aussi l'opinion d'Escherich qui, d'après la porte d'entrée du staphylocoque, divise ces abcès en superficiels et profonds. Tandis qu'il reconnaît comme point de départ des abcès superficiels les glandes sébacées, il pense que ceux développés dans le tissu cellulaire sous-cutané correspondent aux glandes sudoripares plus profondément enchâssées dans la peau.

Mais cette théorie exogène fut vivement attaquée par les accoucheurs, plus à même d'observer les enfants pendant les premiers mois de leur existence et plus familiarisés avec les troubles si spéciaux des nourrissons.

La simultanéité de développement de ces abcès en des points très éloignés les uns des autres, leur apparition par poussées successives, leur firent penser qu'ils ne relevaient pas seulement d'une cause locale, mais bien plutôt d'un état général, et qu'il s'agissait là d'une infection purulente ordinairement bénigne. De plus, le professeur Budin, ayant remarqué que ces abcès se développaient chez des enfants dont la mère était atteinte de galactophorite, pensa que les staphylocoques entraînés par le lait pénétraient dans le tube digestif et passaient à travers l'intestin dans la circulation générale.

Couder, en 1890, Marfan et Damourette, en 1893, soutinrent la même hypothèse. Cette théorie, fortement critiquée par M. Hulot, MM. Hutinel et Labbé, et Jules Renault, fut reprise en 1901 par le Dr Brunier.

Pour ces auteurs, la pathogénie des abcès des nouveau-nés est très différente, suivant le siège qu'ils occupent dans l'épaisseur de la peau. Ils admettent, pour les abcès superficiels, la pénétration directe à travers la peau ; comme les auteurs allemands, ils reconnaissent qu'ils sont dus à la pénétration des staphylocoques dans les glandes sébacées et sudoripares, soit que ces microbes proviennent directement du dehors, soient qu'ils aient été absorbés et éliminés par les matières fécales.

Mais toute autre est l'origine des abcès profonds. L'enfant absorbe les microorganismes dans le pus ; si

son tube digestif est sain, il les détruit; dans le cas
contraire, ils pullulent, acquièrent une virulence plus
considérable, traversent la muqueuse intestinale, pénètrent dans le sang et infectent le tissu cellulaire sous-
cutané.

Mais, comme le fait remarquer Hulot, ces abcès profonds sont loin d'être l'apanage exclusif des nourrissons élevés au sein ; ils se rencontrent fréquemment
chez les enfants sevrés depuis longtemps ou chez des
enfants qui n'ont même jamais eu le sein, et chez lesquels, par conséquent, on ne peut invoquer l'ingestion
des microbes avec le lait. Nous avons nous-même
recherché soigneusement cet élément étiologique, et
sur les vingt-deux cas que nous avons pu recueillir à
la crèche de l'hôpital des Enfants malades, nous ne
l'avons noté que deux fois, et encore l'apparition des
abcès de l'enfant a suivi de très loin la guérison des
abcès de la mère.

D'ailleurs, le Dr Brunier, tout en reconnaissant que
la galactophorite est une cause fréquente des abcès
profonds, pense qu'elle n'est pas la seule, et que les
staphylocoques pénètrent dans la circulation générale
le plus souvent par l'intermédiaire des doigts, constamment en contact avec la muqueuse buccale. « S'il
est une habitude, dit-il, presque générale à tous les
nourrissons, c'est bien de mettre leurs doigts à la
bouche, au moment de la dentition, pour en calmer
les douleurs. » Certaines mères ne vont-elles pas jusqu'à leur donner un bâton de guimauve ou un corps
dur quelconque : de l'os, de l'ivoire; or, ces objets

traînent partout et s'infectent facilement, vu l'ubiquité des staphylocoques. Les germes pyogènes arrivent donc ainsi dans la bouche, et, dès lors, à la moindre érosion, ils se précipitent par ces portes d'entrée. Si les premières voies sont saines, ils pénètrent plus loin dans le tube digestif, atteignent l'intestin et trouvent dans les putridités un milieu des plus favorables à leur développement et à leur multiplication ; puis, alors, de là passent dans le sang.

Mais, quelle que soit l'origine des staphylocoques, qu'ils proviennent de la galactophorite de la mère ou simplement des doigts de l'enfant, il faudrait, pour admettre leur passage de l'intestin dans la circulation générale, les retrouver dans les selles. Or, Escherich et Longard ont examiné, à plusieurs reprises, les selles d'enfants qui avaient été allaités par des femmes atteintes de galactophorite, et n'ont jamais retrouvé de staphylocoques pyogènes. M. Brunier, il est vrai, reconnaît que, de même qu'il y a dans l'intestin des réactions chimiques qui favorisent le développement des staphylocoques, il y en a d'autres qui les détruisent, ce qui explique leur absence dans les fèces. Il faut cependant bien admettre que, lorsqu'ils pénètrent dans l'intestin, ils n'y sont pas tous détruits, car Karlinski a pu constater leur présence dans le sang et les selles d'un enfant qui avait absorbé du lait contenant du pus, et cette observation donna lieu à de nombreuses expériences sur des animaux. Il injecta dans l'oreille d'une lapine en état de lactation une culture de staphylocoque ; il détermina ainsi chez les petits, soit de

la gastroentérite simple, soit des abcès dans le foie,
dans les reins, la rate ; quelquefois il constata simplement la présence des bactéries dans le tissu hépatique
et splénique, mais il ne produisit point d'abcès dans
la peau.

Or, ce qui se passe chez les animaux doit aussi se
passer chez l'homme. Si les microorganismes pénètrent
dans le sang par l'intestin, ils doivent infecter toute
l'économie, et on doit pouvoir les retrouver pendant
la vie dans le sang, et à l'autopsie dans les différents
organes, soit isolés, soit collectés, sous forme d'abcès.
Or, dans les cas rapportés jusqu'ici, on ne trouve nulle
part la description de ces lésions.

M. Brunier pense qu'on ne peut conclure, du moment
qu'on ne trouve pas de microorganismes dans le sang,
qu'ils n'y ont jamais été. C'est là évidemment une
hypothèse qui demanderait à être vérifiée. M. Hutinel,
il est vrai, déclare que, dans les septicémies, le nombre
des microbes contenus dans le sang n'est pas aussi considérable qu'on serait tenté de le croire. Leur recherche, il est vrai, est assez délicate ; cependant, Ettlinger, Peter, Brunner, Meyer, Hulot et Brindeau ont pu
les déceler ; mais ils existent toujours en petite quantité.

Nous ne cherchons pas par là à mettre en doute la
possibilité de l'origine hématogène des abcès cutanés
et sous-cutanés ; nous admettons très bien que des
staphylocoques puissent passer dans le sang et déterminer des foyers purulents plus ou moins éloignés et
plus ou moins profonds, ces abcès ayant la même
pathogénie que les abcès viscéraux.

Lorsqu'on fait une coupe de la peau atteinte de staphylococcie, on constate au-dessous de certaines collections purulentes que les capillaires sont gorgés de staphylocoques libres ou englobés dans des coagulations fibrineuses. On comprend aisément alors qu'il suffit que l'un de ces caillots se fragmente et se détache pour que les germes pyogènes soient entraînés par la circulation : ce sont de véritables embolies septiques.

Mais, dans ces cas, c'est la forme pyosepticémique que l'on doit avoir, et non la forme discrète que nous observons jusqu'ici dans les cas publiés comme relevant d'une infection sanguine.

M. Renault, dans un article sur les abcès multiples de la peau, paru dans les *Archives de médecine des enfants*, en donne un exemple très probant que nous ne pouvons nous empêcher de résumer ici. Il s'agit d'une enfant de deux ans de belle apparence, qui présentait un œdème étendu à toute la région lombaire ; en ce point, trois jours après son entrée à l'hôpital, on constata de la fluctuation, et on porta le diagnostic d'abcès périnéphrétique. Quelque temps après, il se produisit un semis d'abcès dermiques et profonds disséminés sur tout le corps ; il y en avait de cent à cent cinquante. L'enfant mourut. A l'autopsie, on constata que ce qu'on avait considéré comme un abcès périnéphrétique était un abcès développé dans la région lombaire, d'origine staphylococcique, et que l'on retrouvait le même agent pathogène dans tous les abcès. De plus, on le retrouvait dans le sang, dans le foie,

dans la rate. Cette observation est très instructive ;
elle montre bien la possibilité de l'origine hématogène de certains abcès. La peau étant absolument
saine, il s'est formé un abcès musculaire, foyer très
virulent qui a été le point de départ d'une pyosepticémie caractérisée par l'infection sanguine, par des
abcès miliaires dans les viscères et des abcès multiples dans la peau. Ce mode d'infection est donc
admissible; certainement il doit se réaliser assez fréquemment, et M. Hulot a été trop exclusif en le consi-
dérant comme exceptionnel.

Mais, quelle différence entre cette forme observée
par M. Renault et les observations rapportées par
MM. Damourette et Brunier, qui se sont presque toutes
terminées par la guérison ?

La présence, en effet, du staphylocoque, constatée
dans le sang pendant la vie, est un signe presque
fatal.

Cependant, Etienne rapporte deux observations de
pyosepticémie staphylococcique terminées par la guérison. Wyss a constaté, de même, le staphylocoque
blanc dans le sang d'un enfant de dix-huit mois atteint
d'eczéma généralisé, et cet enfant a guéri.

Mais les cas d'Ettlinger, de Peter, de Brunner, de
Meyer, d'Hulot et Brindeau, ainsi que tous les cas
observés par Hutinel, ont été suivis de mort.

Non. — La staphylococcie cutanée, caractérisée par
la production d'abcès plus ou moins nombreux chez
des enfants du premier âge, est en réalité une affection
trop bénigne en elle-même pour que nous puissions

la considérer comme le résultat d'une infection générale due à la pénétration du staphylocoque dans le sang. Les différentes formes et la terminaison de cette affection dépendent surtout du terrain sur lequel elles se développent, des complications qui se présentent. Et lorsqu'elles se présentent sur un individu résistant, bien soigné, élevé dans des conditions d'hygiène et de propreté suffisantes, l'éruption cutanée est pour ainsi dire la seule manifestation que nous constations ; la maladie s'effectue sans autres symptômes généraux que des troubles intestinaux ; or, ces troubles intestinaux sont en réalité, comme nous le verrons plus loin, la cause de l'éruption, et non un effet. Et à moins d'admettre, comme M. Brunier, que ces symptômes généraux passent inaperçus, nous devons avouer que nous nous trouvons en présence d'une pyohémie bien bénigne et qui se manifeste par des symptômes bien peu bruyants. On peut admettre, il est vrai, que les germes ne circulent pas constamment dans le sang, et qu'il se fait seulement à certains moments des décharges microbiennes amenant la production de nouveaux abcès. Mais, comme l'a observé Bernheim chez un enfant de dix-huit mois, atteint d'eczéma, dans le sang duquel il trouvait du staphylocoque doré virulent, mais seulement au moment des périodes fébriles, les embolies coïncidaient avec les poussées fébriles et l'exagération des symptômes généraux. Evidemment, l'élimination du staphylocoque par les organes sécréteurs et éliminateurs comme les glandes sudoripares, les glandes sébacées, les glandes mammaires, les reins (élimination qui a été démontrée expérimentalement), produisant de véritables décharges microbiennes, est une théorie très séduisante, et l'on est tout naturellement porté à assimiler ces abcès multiples du nourrisson à ceux que l'on observe chez des individus de tout âge à la suite des maladies générales graves, à la suite de la fièvre typhoïde, par exemple.

Certainement, l'apparition de ces abcès est l'indice d'un mauvais état général; mais nous pensons, avec les auteurs allemands, avec M. Hulot, que les germes pyogènes viennent du dehors et pénètrent directement à travers la peau sans avoir besoin de passer par la circulation générale. Ces germes vivent normalement, nous l'avons vu, à la surface de la peau des nourrissons les mieux entretenus, les mieux soignés, plus ou moins enfoncés dans les conduits excréteurs des glandes et l'émergence des poils; à la moindre solution de continuité, ils pénètrent plus ou moins profondément dans les couches de la peau et déterminent alors des collections purulentes superficielles ou profondes.

De plus, on a montré la présence constante des staphylocoques à l'état normal dans la peau saine, et il nous semble, avec M. Hulot, qu'étant donné la possibilité d'une vie pour ainsi dire latente de ces microorganismes dans l'épaisseur du derme, on peut admettre encore la contamination directe par la peau au niveau d'une porte d'entrée cicatrisée qu'il est impossible de découvrir.

Quelle que soit la porte d'entrée, que les germes

pénètrent à la faveur d'une érosion, ou qu'ils pénètrent par les orifices cutanés des glandes ou des poils,
ils arrivent rapidement à la surface du derme, et, là,
pénètrent dans les lymphatiques, dans l'interstice des
cellules du corps muqueux de Malpighi, et de là dans
les fentes lymphatiques du corps papillaire et dans la
profondeur du derme, où on les rencontre soit seuls,
soit englobés par des cellules migratrices.

Sur des coupes de peau infectée, on voit nettement,
en effet, des amas de staphylocoques dans le tissu
cellulo-graisseux sous-cutané et dans les vaisseaux
lymphatiques. Après avoir pénétré dans les lymphatiques de la peau, les pyogènes sont rapidement
entraînés par la lymphe vers les ganglions, déterminant parfois sur leur passage de la lymphangite et
des abcès lymphangitiques. Arrivés dans les ganglions, s'ils sont peu virulents, ils peuvent être enfin
détruits et englobés par les cellules lymphatiques.

Telle est la pathogénie des abcès multiples superficiels et profonds des nourrissons, tels que nous les
observons le plus souvent. Mais si les staphylocoques
triomphent dans cette lutte, ils peuvent donner naissance à des adénites, à des abcès ganglionnaires, et
forçant cette barrière arriver, par l'intermédiaire du
canal thoracique, dans la circulation générale, et aller
créer dans les tissus de nouveaux foyers de suppuration produisant alors de la septicémie, complication
redoutable de cette affection.

Avant d'aborder l'étude du terrain sur lequel se
développent les germes pathogènes, nous devons

remarquer que les germes eux-mêmes acquièrent, par
suite de leur passage d'un sujet à un autre, une virulence d'autant plus grande que ces passages ont été
plus nombreux. Un staphylocoque jusque-là inoffensif
peut déterminer chez un jeune sujet quelques abcès
tout à fait superficiels, et transporté chez un voisin,
être la cause d'un abcès plus vaste ou d'un phlegmon
étendu. C'est là une expérience de laboratoire que
nous sommes tous à même de répéter : ces passages
expliquent les épidémies de salles, et il faut en tenir
compte pour le pronostic. Tandis, qu'en effet, l'apparition d'abcès multiples chez un nourrisson élevé dans
sa famille dans des conditions d'hygiène corporelle
rigoureuse est d'un pronostic habituellement bénin,
chez l'enfant soigné à l'hôpital au milieu d'autres
enfants infectés, vivant dans une atmosphère viciée et
saturée de germes pathogènes, le pronostic s'assombrit
et la terminaison est le plus souvent fatale.

Mais l'importance du terrain morbide est beaucoup
plus grande qu'on n'a l'air de le penser jusqu'à
présent.

Toutes les causes qui tendent à diminuer la résistance de l'enfant sont autant de causes prédisposantes
à l'infection staphylococcique. Tels sont : l'âge, la
dentition, la malpropreté, les maladies graves comme
la fièvre typhoïde, la rougeole, la scarlatine, la variole,
l'érysipèle, qui non-seulement affaiblissent l'organisme, mais amènent des modifications dans l'état de
la peau. La tuberculose et la syphilis ont de tout

temps été considérées comme les causes les plus fréquentes, si fréquentes même, que des auteurs, comme nous l'avons vu, avaient fait de ces abcès des manifestations de la tuberculose et de la syphilis.

Les enfants atteints d'abcès multiples sont en effet très souvent tuberculeux. La tuberculose, chez eux, peut se manifester par une lésion chronique des poumons, qui fréquemment n'est découverte qu'à l'autopsie, ou bien par une lésion suppurée ouverte à l'extérieur, ou bien enfin être simplement soupçonnée à cause des antécédents héréditaires qu'ils présentent.

Nous en avons recueilli une belle observation, à la crèche de l'hôpital des Enfants malades.

OBSERVATION N° I

Tuberculose généralisée. — Dyspepsie gastrointestinale.
Abcès multiples. — Mort.

Marie Haudecœur, huit mois, entrée le 29 mars 1902.

La mère tousse depuis deux ans; elle est très probablement tuberculeuse; amaigrissement, hémoptysies. Elle a eu deux enfants.

La petite malade a huit mois. Elle est née à terme; nourrie d'abord au sein par la mère pendant les trois premiers mois, elle est mise ensuite en nourrice à Paris, où elle est élevée au biberon. On lui donne un litre et demi de lait ordinaire bouilli, coupé avec un quart d'eau d'orge, plus deux à trois bouillies. L'alimentation n'est pas réglée.

Les selles, d'abord normales, deviennent blanches et rares à la suite de ce changement de nourriture. L'enfant est constipée. Puis, deux mois après, apparaissent de l'érythème fessier et des abcès localisés surtout aux jambes. Depuis un mois, elle ne cesse de tousser. Enfin, depuis quatre jours elle a de la diarrhée blanche et des vomissements fréquents.

Elle entre à l'hôpital le 29 mars. C'est une enfant chétive, petite, pesant 5 kil 925. La peau est sèche, ridée, sans élasticité, collée sur les os, sans trace de graisse, saine sur tout le corps, excepté aux jambes qui sont le siège d'abcès récents apparus en même temps que la diarrhée et les vomissements. Pas d'érythème fessier.

Elle est rachitique. Les tibias sont incurvés, surtout le gauche ; les malléoles sont grosses ; le thorax est déformé, très élargi à la base. Le sternum est luxé en avant. Le chapelet chondrocostal est très développé. Micropolyadénie dans les aines et les aisselles.

· Le ventre est gros, flasque, étalé, rappelant le ventre des batraciens. Le foie, plutôt volumineux, est nettement senti au-dessous des fausses côtes. Le facies est bon. L'enfant a l'air éveillé. La langue est humide, blanche ; deux dents. La fontanelle antérieure est fermée. Le cuir chevelu est sain.

Température à l'entrée, 38 degrés. Elle tousse beaucoup ; pas de dyspnée ; nombreux râles sous-crépitants disséminés des deux côtés, mais surtout à droite.

Les selles sont jaunes, mais fréquentes : cinq dans les vingt-quatre heures ; pas de vomissement.

Sur les jambes, on relève la trace de onze abcès ; macules violacées ; il y en a un au niveau de l'ombilic. Actuellement, il y a trois abcès sous-cutanés en évolution à la région interne de la cuisse droite du volume d'une grosse noisette. Ces abcès sont incisés et pansés à l'eau boriquée.

Les tétées sont réglées : on donne sept fois par jour 60 grammes de lait stérilisé et 20 grammes d'eau bouillie.

3 avril. — La couleur des selles est moins belle ; pas de vomissement, pas de température ; les abcès de la jambe droite sont cicatrisés ; il reste à leur place de petites indurations rouges, violacées, à peau lisse. 80 grammes de lait et 20 grammes d'eau sept fois par jour.

5 avril. — Les selles redeviennent liquides ; alternatives de diarrhée et de selles jaunes normales ; le poids diminue, l'enfant s'émacie. Le facies reste cependant bon.

Nombreux râles sous-crépitants à droite, dans toute la hauteur ; respiration rude à gauche ; pas de température.

Il s'est formé trois nouveaux abcès dans le creux poplité droit.

8 avril. — Trois selles jaunes seulement ; pas de vomissement. Les râles sont plutôt moins nombreux des deux côtés. Abcès cicatrisés. 100 grammes de lait, 20 grammes d'eau.

12 avril. — Pas de température. L'enfant tousse beaucoup. Râles sous-crépitants nombreux et fins après la toux ; respiration légèrement soufflante aux bases, le long de la colonne vertébrale.

Poids stationnaire. Ventre ballonné, selles liquides. Les abcès de la jambe sont cicatrisés ; toute induration a disparu. Depuis trois jours, il s'est developpé dans la région périanale un abcès profond, gros comme une noix, qui vient de s'ouvrir spontanément en le palpant à un centimètre de la marge de l'anus.

L'enfant est décédée le 13, à une heure de l'après-midi.

Autopsie faite le 14 avril :

Poumons : le droit pèse 105 grammes ; quelques bulles d'emphysème blanchâtres sur le bord antérieur ; à la face interne, au-dessous du hile, quelques petits tubercules blanchâtres. A la coupe, les bronches sont dilatées et remplies de pus. Vers le tiers moyen, tubercules miliaires jaunâtres, durs ; quelques-uns se réunissent pour former de petites masses caséeuses ou ramollies. Il y a quelques tubercules isolés à la base et au sommet ; à la base, foyer de bronchopneumonie.

Le poumon gauche est atrophié, aplati, et pèse seulement 55 grammes. On ne voit pas de tubercules à la coupe.

Dilatation bronchique : tout le lobe inférieur est carnifié, ressemble au muscle cardiaque, blanc rosé. Les bronches ne renferment pas de pus ; en le pressant, il s'échappe un peu de sang. Le lobe supérieur semble sain, crépite bien, surnage.

Ganglions médiastinaux volumineux.

Foie : volumineux, pèse 255 grammes ; à la coupe, le tissu hépatique est dur, le doigt le pénètre difficilement ; il est congestionné, présente l'aspect du foie muscade. Il sent nettement le foie gras.

La rate est sclérosée, très dure, de volume normal.

Les reins sont sains.

Les ganglions mésentériques sont très hypertrophiés, durs, et réunis en un paquet gros comme des mandarines, caséeux, rappelant le marron d'Inde.

Intestin : l'intestin est rempli de matières jaunes, liquides, très abondantes. Le gros intestin est le siège de petites ulcérations cratériformes, à contour surélevé et hémorragique, ayant le volume d'un follicule clos.

L'intestin grêle, depuis la valvule iléocæcale jusqu'aux valvules connivantes, présente de nombreuses ulcérations de grandeur variable ; elles siègent au niveau des plaques de Peyer et des follicules clos. On compte cinquante-deux plaques de Peyer ulcérées. Ces plaques sont ovalaires, à grand axe, perpendiculaire à l'axe de l'intestin ; elles ont la forme de godets, de petits cratères à pourtour surélevé. Quatre d'entre elles sont très congestionnées ; la muqueuse intestinale qui les sépare montre de fines arborisations rouges. Elles sont entourées de follicules clos ulcérés et congestionnés. Au niveau des ulcérations, la tunique muqueuse a disparu. Certaines d'entre elles sont plus profondes ; la tunique musculeuse paraît atteinte, et en faisant couler de l'eau à travers l'intestin, trois de ces ulcérations ont cédé. Le fond est irrégulier et recouvert de petits points jaunes qui sont, les uns isolés, séparés, les autres réunis en placards jaunâtres résistant au grattage.

Nous donnons ci-contre la reproduction de cet intestin.

Voici donc là une infection cutanée qui se développe chez une enfant de souche tuberculeuse, tuberculeuse elle-même, comme l'a montré l'autopsie ; or, chez cette enfant, les abcès ont évolué rapidement à la façon des abcès chauds, et à aucun moment il n'est venu à l'esprit que ces abcès pouvaient être de nature tuberculeuse. L'infection a évolué sans fièvre, la dénutrition s'est accentuée de jour en jour ; l'enfant a perdu plus de 600 grammes en moins de quinze jours, et elle est morte sans secousse, par impuissance de vivre, si l'on peut ainsi dire.

Nous trouvons, dans le travail de MM. Hutinel et Labbé, une observation ayant trait également à une enfant tuberculeuse, mais chez laquelle la mort fut causée par septicémie.

OBSERVATION N° II

(appartenant à M. HUTINEL)

Abcès multiples. — Tuberculose généralisée.
Septicémie staphylococcique.

Georgette S..., âgée de trois mois, entre dans le service le 10 octobre 1896. C'est une enfant pâle, chétive, maigre, ne pesant, malgré son âge, que 3,250 grammes.

Elle tousse, et l'auscultation fait entendre des râles sous-crépitants.

Les téguments sont couverts de cicatrices, reliquats d'une infection cutanée antérieure. Sur les régions fessière et anale il existe un érythème assez marqué sur lequel se détachent des papilles érodées ; les plis anaux sont un peu épaissis.

Selles mélangées au nombre de quatre par jour ; l'enfant vomit. T. 38°6.

L'enfant est mise au biberon ; on prescrit des lavages d'estomac ; les jours suivants, la fièvre tombe, l'enfant augmente de poids.

Le 15, elle est reprise de vomissements, de diarrhée ; on prescrit des lavages d'estomac et d'intestin, de l'eau de chaux, des injections sous-cutanées de sérum artificiel.

Le 19, la région sacrée et les fosses iliaques externes ont une coloration rouge foncé et un aspect érythémateux. L'éruption n'atteint pas l'anus et se propage vers les cuisses. Elle est limitée par un bord net, sans bourrelet. Dans le creux poplité et sur les mollets se voient deux petites zones érythémateuses avec une phlyctène purulente au centre. Craignant l'apparition d'un érysipèle, on fait sur les bords de la plaque érythémateuse une pulvérisation d'éther à 1/200.

Le 20, la lymphangite ne s'est pas étendue ; d'ailleurs, l'ensemencement d'une des phlyctènes a donné des cultures pures de staphylocoque doré.

Le 28, l'état s'aggrave ; la diarrhée augmente et les selles deviennent vertes ; l'amaigrissement fait des progrès. La température s'élève et oscille entre 39° et 40°. Peu de signes à l'auscultation, quelques râles disséminés.

Le 29, se forment de nombreux abcès cutanés et sous-cutanés, et des pustules sur les membres inférieurs, sur l'épaule et sur la partie supérieure du cuir chevelu.

Les abcès sont incisés et pansés antiseptiquement, mais ils ont peu de tendance à guérir, s'accompagnent de décollement sous-cutané et restent fistuleux.

Le 31, apparition de nouveaux abcès sur le dos, les fesses, les cuisses, au niveau du creux poplité, etc.

A partir de ce moment, l'enfant renonce à la lutte ; elle s'amaigrit, devient très pâle et prend l'aspect d'une athrepsique ; la température s'abaisse progressivement. Le 8 novembre, la température est de 37° le matin, 36°6 le soir. L'enfant meurt dans la nuit.

L'autopsie montre que les poumons sont absolument farcis

de tubercules miliaires à la surface et dans l'intérieur de l'organe. Les ganglions du médiastin, du cou, de l'aine, sont caséeux. L'ensemencement du pus, pendant la vie, a donné des cultures de staphylocoque doré ; le sang du doigt recueilli par piqûre est resté stérile.

Après la mort, on a trouvé dans le sang et dans tous les organes des colonies de staphylocoques.

Or, ces deux observations sont très intéressantes, car, en plus de la tuberculose généralisée dont sont atteintes ces deux enfants, nous constatons que les poussées d'abcès coïncident avec des troubles digestifs.

Chez notre fillette, les abcès ont suivi de très près des troubles intestinaux imputés par les parents eux-mêmes au changement de nourriture. Chez l'enfant observée par M. Hutinel, nous voyons qu'ils succèdent à des désordres gastro-intestinaux, à des vomissements qui ont nécessité des lavages d'estomac et à de la diarrhée verte.

Tous les auteurs, en effet, rangent parmi les causes prédisposantes à l'infection staphylococcique les trou-bles digestifs ; et M. Brunier, dans sa thèse, reconnaît que tous les petits malades qu'il a observés étaient atteints de troubles de l'appareil digestif dus à une alimentation défectueuse.

Or, chez tous les enfants que nous avons examinés, nous avons pu trouver une tare organique dépendant de la nutrition due à la mauvaise alimentation, et nous sommes convaincu qu'il existe un lien beaucoup plus serré qu'une simple coïncidence entre ces éruptions d'abcès multiples et les troubles digestifs que nous avons chaque fois constatés. Et nous pensons qu'ils sont, au même titre que les érythèmes fessiers, l'urticaire, l'impétigo, l'eczéma, une manifestation des troubles digestifs si communs chez les nourrissons.

C'est ce que nous allons nous efforcer de démontrer. Mais cet exposé va demander un grand nombre de détails, et nous en ferons un chapitre spécial.

CHAPITRE II

LES ABCÈS MULTIPLES ET LEURS RAPPORTS
AVEC LES TROUBLES DE LA NUTRITION

Le Dr Roulland, de Niort, rapportant, en 1888, dans les *Annales de gynécologie*, une observation de deux poussées d'abcès multiples ayant succédé à deux crises de diarrhée verte, admit une relation de cause à effet entre l'apparition de ces abcès et l'état intestinal de l'enfant et pensa qu'il s'agissait dans ces cas d'une auto-infection due à l'entraînement dans la circulation de principes nuisibles que contient ou fabrique l'organisme. « Ces abcès, très intéressants au point de vue » pathogénique, nous semblent, dit-il, pouvoir com- » prendre tous les cas englobés autrefois sous la ru- » brique « diathèse purulente ». Mais aujourd'hui nous » n'irons pas chercher une altération héréditaire diathé- » sique du sang, nous nous occuperons davantage de » l'état des fonctions digestives. »

Certes, il y a longtemps que l'on sait que les dermatoses chez les enfants sont en relation avec l'état des organes digestifs. Leurs rapports sont reconnus par la plupart des dermatologistes français et étrangers.

Franck, Biett, Billard, signalent l'influence des voies digestives sur les maladies de la peau, et rapportent en général l'ecthyma à une affection chronique du tube digestif. M. Besnier pense que la dilatation d'estomac joue un rôle prépondérant dans l'eczéma de la première enfance. Rayer soutient que l'eczéma impétiginoïde de la face et du cuir chevelu sont souvent liés à une inflammation de l'estomac et de l'intestin. Il n'y a d'ailleurs point là lieu de s'étonner, car chez l'enfant nouveau-né, durant toute la durée de l'allaitement, le tube digestif prend une importance prépondérante au double point de vue et de la physiologie et de la pathologie. C'est de lui que viennent la plupart des maux *infantium morbi, sinon omnes plurimi tamen ex ventro infimo, prodeunt,* dit Harris.

Comment ne pas admettre une relation de cause à effet, lorsque nous voyons, comme chez notre petite tuberculeuse, ces abcès survenir à l'occasion d'un changement de nourriture : tant qu'elle a été au sein, elle s'est bien portée; aussitôt mise au biberon et aux bouillies, ses fesses ont commencé à rougir, les selles sont devenues irrégulières, rares, compactes, et quelque temps après les abcès ont fait leur apparition. C'est aussi à un changement de régime que Roulland attribue les deux poussées d'abcès de son petit malade.

La peau est en réalité le miroir des fonctions digestives. Saine et lisse lorsque l'enfant digère bien, elle devient au contraire le siège de nombreuses éruptions lorsque les fonctions gastriques et intestinales viennent à se troubler.

Or, chez les nourrissons, les troubles digestifs sont pour la plupart dus à la mauvaise direction de l'alimentation « Non seulement, dit Jules Simon, la mauvaise direction imprimée à l'allaitemeut a pour premier effet de troubler les voies digestives, mais elle fait naître secondairement des éruptions variées : érythèmes, herpès, eczéma, furoncles, impétigo, en un mot un grand nombre d'affections cutanées qui reconnaissent pour principale origine la perturbation fonctionnelle du tube digestif; il ne faut point les considérer comme de simples troubles locaux, il faut rechercher leur origine dans l'hygiène et l'allaitement, où l'on trouve toujours le point de départ de la dyspepsie. »

Tous les enfants que nous avons observés sont, en effet, des dyspeptiques, et nous avons pu constater que la violation des règles de l'allaitement était la cause de leur dyspepsie.

Presque tous ont été nourris au biberon dès le début, ou au bout de deux ou trois mois ; mais il ne faut pas croire, cependant, que les enfants élevés exclusivement au sein sont par là même à l'abri de la dyspepsie. Certaines nourrices ayant trop de lait donnent, en effet, à leur enfant sans compter, ou trop souvent, ou trop à la fois, ce qui détermine rapidement l'apparition de vomissements, et des troubles sérieux peuvent en être la conséquence.

La nutrition peut être viciée de différentes façons : par suralimentation, par administration d'aliments non appropriés, ou, enfin, par défaut. Mais le mode le plus fréquent, celui que nous avons presque toujours observé, pour ne pas dire toujours, est la suralimentation.

La plupart de ces enfants prennent du lait de qualité inférieure, bon marché, et dont la teneur en beurre s'abaisse quelquefois à 20 et 15/1000. Moins facilement digéré, insuffisamment alimentaire, les enfants fréquemment atteints de coliques crient et ne cessent de pleurer ; or, beaucoup de nourrices, beaucoup de mères ouvrières, obligées de travailler, ont la déplorable habitude de donner à leur enfant le biberon toutes les fois qu'il crie : première cause de suralimentation.

Le lait leur est donné pur, quelquefois bouilli, rarement stérilisé, mais le plus souvent coupé sans proportions définies d'eau bouillie ou non ; ou bien de décoctions telles que : l'eau pannée, l'eau d'orge, l'eau de riz, l'eau de son, liquides très putrescibles. La quantité de ces mélanges qu'arrivent à prendre dans les vingt-quatre heures certains enfants est exorbitante, et nous avons vu certains de nos petits malades ingérer dans leur journée et dans leur nuit, au lieu de un demi-litre ou de trois quarts de litre de lait, un litre et demi, deux litres, quelquefois même davantage, sans compter encore les potages, les bouillies, les œufs, le pain trempé dans la sauce, le chocolat, etc., qui leur étaient donnés sans mesure et sans aucune réglementation. Ces enfants, non seulement étaient suralimentés, mais encore recevaient des aliments qu'ils ne pouvaient digérer.

Or, que se passe-t-il dans ces cas de surcharge alimentaire ?

La digestion de ces prises rapprochées n'a pas le temps de se faire ; l'estomac, alors constamment rempli, ne sert plus à la digestion, mais se transforme en une vaste poche dépourvue d'élasticité, où s'accumulent les aliments, véritable putrilage qui devient la source de nombreux troubles gastrointestinaux.

Les troubles digestifs ont un retentissement très précoce sur l'adomen, et rapidement le ventre de l'enfant devient énorme, volumineux, tout à fait en disproportion avec les autres parties du corps ; au début, il est dur, tendu, ballonné, tympanisé ; mais, bientôt, le tympanisme diminue, le ventre reste gros, mais il devient flasque, mou et dépressible, étalé dans les flancs, et rappelle alors le ventre des batraciens.

Les selles sont irrégulières, de mauvaise apparence ; la diarrhée se rencontre quelquefois ; mais ces enfants sont le plus souvent constipés. Quand la constipation s'installe, elle est opiniâtre et oblige les parents à recourir sans cesse aux purgatifs et aux lavements. De temps à autre, la diarrhée s'établit, elle dure deux ou trois jours, et la constipation recommence.

Quelle que soit leur consistance, quel que soit leur nombre, ces selles n'ont jamais l'aspect jaune doré, rappelant les œufs brouillés, des selles des enfants bien portants. Ce sont des matières blanches, grasses, ressemblant à du mastic, ou bien mélangées de jaune, de vert, de blanc, quelquefois franchement vertes. Très souvent fétides. Elles varient d'un jour à l'autre.

A ces troubles intestinaux s'ajoutent des troubles gastriques ; l'estomac dilaté détermine des régurgitations survenant plus ou moins longtemps après les repas, ou de véritables vomissements.

Mais, chez les nourrissons, chez les tout jeunes enfants, la dilation de l'estomac est souvent silencieuse et peut passer inaperçue. Elle demande à être recherchée avec beaucoup de soins, car elle ne s'accompagne pas toujours, comme chez l'adulte, de clapotage, et c'est par la percussion seule que l'on arrive à la déceler.

A la région stomacale, la percussion donne un bruit hydroaérique, de timbre un peu spécial, qui donne sous le doigt un son de même tonalité, plus ou moins bas, jusqu'au voisinage de l'ombilic.

La palpation et la percussion de l'abdomen, enfin, permettent encore de constater l'augmentation fréquente du volume du foie, due d'après M. Bouchard à des poussées congestives très fréquentes.

Rapidement ces enfants se cachectisent ; les téguments deviennent pâles, le visage quelquefois bouffi exprime la misère, les membres sont amaigris ; il semble qu'il existe une véritable atrophie musculaire. La dentition est retardée et irrégulière, la croissance de la taille s'arrête, le poids diminue, n'augmente pas ou augmente peu ; des sueurs se produisent abondamment à la face et au cou, s'accompagnant assez souvent d'éruptions miliaires. C'est dans ces conditions que l'on voit se développer parfois les déformations osseuses du rachitisme.

Mais il n'en est pas toujours ainsi, et nous avons pu constater chez deux de nos enfants, au lieu de l'athrepsie et de la cachexie, une exagération de l'embonpoint, une obésité manifeste qui faisait dire à tous ceux qui les voyaient : « Voilà de beaux nourrissons. » Mais ces nourrissons étaient, malgré leur belle apparence, des dyspeptiques, et nous avons pu trouver chez eux les stigmates du rachitisme. Il s'agissait dans ces cas, en effet, d'une surcharge graisseuse, assez commune chez les enfants nourris au biberon et suralimentés, et due au ralentissement de la nutrition, et non, comme on serait tenté de le croire, à une suractivité, à une hypernutrition de la cellule.

Chez ces enfants atteints de dyspepsie, les modifications des caractères physiques de la peau sont assez fréquentes.

La surface cutanée, qui, chez la plupart des jeunes enfants, est particulièrement souple, douce au toucher, devient chez quelques-uns sèche et désagréable, fine, pâle, grise ou terreuse ; elle est ridée et a perdu son élasticité ; elle manque enfin de cette humidité relative qui constitue un de ses caractères normaux. C'est ce que nous avons observé très nettement chez la plupart de nos petits malades.

Mais, à côté de cette sécheresse de la peau, on rencontre aussi très fréquemment, comme nous l'avons déjà vu, de l'hyperhydrose, due à la suractivité des glandes sudorales. Ces sueurs sont parfois très abondantes, se manifestent souvent après les tétées et présentent une certaine corrélation avec les phénomènes de la digestion ; mais elles se manifestent aussi pendant le sommeil de l'enfant et sont surtout localisées à la tête et au cou. Ces sueurs s'accompagnent très souvent d'éruptions de miliaire sudorale généralisée ou localisée seulement à la tête.

M Guillaume Paul   Hôpital des Enfants Malades   Crèche N° 43

T. M S
42°
41°
40°
39°
38°
37°
36°
35°

Abcès
Abcès
4 Abcès
Suppuration
Abcès

La sécrétion des glandes sébacées peut aussi devenir plus active et se traduit par de la séborrhée sèche, furfuracée ou huileuse.

Comme nous allons le voir par les observations que nous avons recueillies chez tous les enfants que nous avons examinés, nous avons trouvé une tare organique dépendant de la nutrition : tantôt un vice récent tenant à la suralimentation, à une perversion alimentaire, à un écart de régime, au sevrage, et déterminant des troubles gastrointestinaux, de la dyspepsie ; tantôt un vice déjà ancien ayant entraîné une détermination manifeste du ralentissement de la nutrition, comme le rachitisme et l'obésité. (Bouchard.)

OBSERVATION N° III

Guillaume (Paul), garçon de cinq mois, d'abord nourri au sein par sa mère jusqu'à l'âge de quatre mois et demi. Puis, mis subitement au biberon, on lui donne un litre et demi de lait bouilli pur sans régler les tétées. Ce changement d'alimentation est immédiatement suivi de troubles digestifs, et quinze jours après, le 11 novembre 1902, il entre à l'hôpital pour de l'impétigo de la face et des bras, deux abcès à la jambe droite, et de la diarrhée.

Il reste sept jours à l'hôpital et en sort avec des selles normales ; son impétigo est très amélioré. L'observation n'en dit pas davantage.

Le 8 février 1902, trois mois après sa première admission, il revient à l'hôpital avec de la bronchite, des selles vertes, des vomissements qui durent depuis trois jours et des abcès multiples.

C'est à ce moment que nous l'examinons. Il est âgé de huit mois et pèse 6 kil. 430. L'état général ne paraît pas mauvais.

Les chairs sont fermes, le cri est fort.

Le thorax, légèrement déformé, présente des nouures chon-drocostales saillantes.

Le ventre est développé, dur et tendu, tympanisé.

Le foie et la rate ne semblent pas gros.

La voûte palatine est en ogive, mais les tibias sont droits.

T. 37° 6, dyspnéique ; bronchite simple.

La peau est le siège de nombreuses lésions : érythème fessier vésiculeux très intense. Nombreuses traces d'abcès violacées sur les jambes et les cuisses, abcès apparus, dit la mère, il y a un mois environ ; puis trois abcès actuellement en évolution.

L'un, sur le côté interne du genou gauche, du volume d'une petite noisette, dermique ; la suppuration est rendue évidente en le prenant entre les doigts. Incisé, il en sort un pus abondant et bien lié, roussâtre.

Un autre, situé à la cuisse gauche au milieu de la pointe du triangle de Scarpa, incisé.

Le troisième, plus petit, est situé au mollet droit.

Ces trois abcès sont nettement enchâssés dans la peau. Pas de lymphangite, mais ganglions gros, durs, non douloureux, dans le pli inguinal gauche.

Enfin, à la région trochantérienne droite, trois petits nodules indurés.

Tous ces abcès sont pansés à l'eau boriquée.

Le soir de l'entrée, la température atteint 38°6 ; il y a eu trois selles vertes dans les vingt-quatre heures ; pas de vomissements. On règle les tétées : sept fois 70 et 20. Calomel.

10 février. — Baisse de la température ; même état pulmonaire. Les selles sont mélangées, quatre par jour.

Les abcès du genou gauche et de la jambe droite sont cicatrisés. L'abcès de la cuisse gauche suppure encore ; il est entouré d'une zone inflammatoire assez étendue.

On incise quatre nouveaux abcès : les trois signalés au niveau du trochanter droit ; un d'entre eux, le plus gros, s'est ouvert spontanément, et un à la fesse droite; pansement boriqué.

11 février. — Même état pulmonaire, même état intestinal. Les abcès sont presque cicatrisés, excepté celui qui s'est ouvert spontanément, qui suppure encore un peu. A la cuisse gauche, à la pointe du triangle de Scarpa, au point où nous avons incisé un abcès le premier jour, la peau est tendue, chaude, lisse et brillante, d'un rouge vif phlegmoneux sur une surface de six centimètres de diamètre. L'induration est bien limitée; pas de traînées de lymphangite, pas d'œdème. On débride l'incision primitive le 12 février. Pansement boriqué.

L'érythème fessier très intense, vésiculeux, gagne le scrotum. La température reste depuis deux jours à 37°8. Les selles restent mélangées, liquides, au nombre de quatre par jour. Le soir, la température redescend à 37°3, pour remonter le lendemain soir, 13 février, à 38°8. L'enfant a vomi. Il a un nouvel abcès au niveau du trochanter droit, gros comme une noisette; on l'incise. Râles sous-crépitants fins dans les deux poumons.

15 février. — T. 38°2. Depuis le 13, les selles sont liquides, quatre à cinq par jour, fétides. L'état général de l'enfant est très mauvais; le cri est faible; il est très émacié; il a perdu 700 grammes en huit jours.

La face et les extrémités sont cyanosées. Râles fins aux deux bases, respiration rude et expiration soufflante au sommet droit. Pas de dyspnée.

Les abcès de la cuisse gauche continuent à suppurer.

L'enfant a eu des convulsions dans la journée, de quatre heures à onze heures du soir. La température atteint 40°6. Il est mort à onze heures du soir.

Autopsie :

Cerveau : rien d'anormal.

Poumons . il sort du pus des bronches moyennes. Congestion aux deux bases. Foyer de bronchopneumonie au sommet droit, avec noyaux d'hépatisation qui plongent au fond de l'eau.

Cœur : normal.

Rate : normale.

Foie : gras.

Reins : congestionnés.

Muqueuse intestinale : congestionnée.

On ne trouve pas d'abcès dans les organes.

Voici donc un enfant chez lequel le changement d'alimentation s'est manifesté immédiatement par des troubles intestinaux, le développement d'impétigo à la face et la production de deux abcès aux jambes, et chez lequel il a suffi de régler les tétées pour ramener tout dans l'ordre. Mais, rendu à ses parents, cet enfant, soumis à une alimentation défectueuse, est pris à nouveau de troubles dyspeptiques ; il vomit, ses selles sont vertes, et il a deux poussées d'abcès multiples. Ces abcès paraissent bien liés aux troubles digestifs, et on ne peut réellement pas ne voir là qu'une simple coïncidence.

L'observation suivante est pour ainsi dire calquée sur cette dernière. Il s'agit aussi d'une enfant d'abord nourrie au sein, puis envoyée en nourrice. L'intestin n'a pu supporter la suralimentation qu'a subie l'enfant, et avec la diarrhée et les vomissements apparurent de l'impétigo du cuir chevelu et des abcès. Voici, d'ailleurs, l'observation.

OBSERVATION N° IV

Bar (Andrée), enfant de huit mois, dont le père est probablement tuberculeux. Née à terme, elle pesait 3 kil. 050.

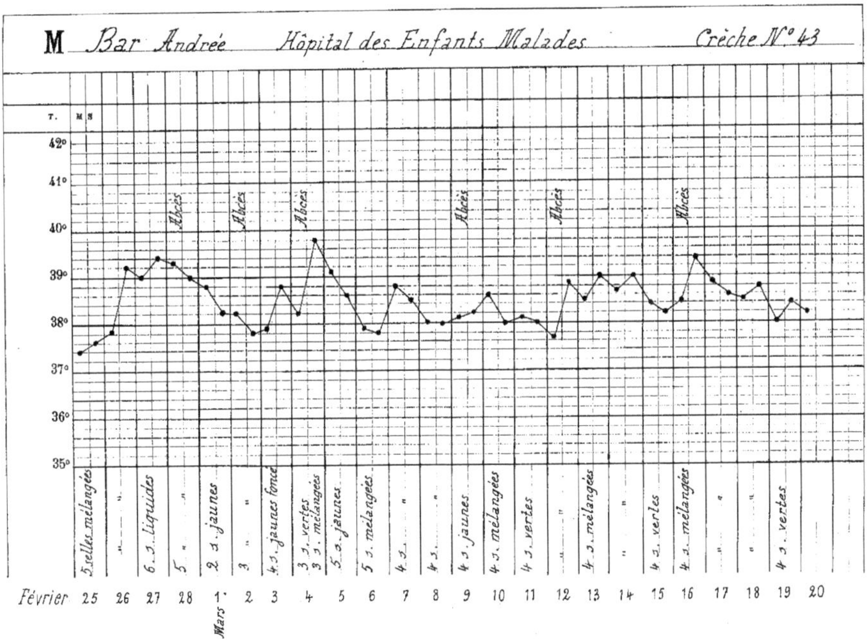

M Bar Andrée   Hôpital des Enfants Malades   Crèche N° 43

T. M S
42°
41°
40°
39°
38°
37°
36°
35°

Abcès
Abcès
Abcès
Abcès
Abcès
Abcès

5.selles.mélangées
6.s.liquides
5.
2.s.jaunes
3.
4.s.jaunes foncé
3.s.vertes
3.s.mélangées
5.s.jaunes
5.s.mélangées
4.s.
4.s.
4.s.jaunes
4.s.mélangées
4.s.vertes
4.s.mélangées
4.s.vertes
4.s.mélangées
4.s.vertes

Février 25 26 27 28   1 2 3 4 5 6 7 8 9 10 11 12 13 14 15 16 17 18 19 20
Mars

Nourrie au sein par sa mère jusqu'à l'âge de trois mois et demi, elle est envoyée à la campagne chez une nourrice mercenaire, qui lui donne un litre et demi de lait pur bouilli dans les vingt-quatre heures. Bien entendu, les tétées ne sont pas réglées, et l'on donne en plus du lait, des croûtes de pain trempé dans de la sauce, et du chocolat. Au dire de la nourrice, elle se porta bien pendant trois mois ; puis elle fut prise de diarrhée et de vomissements. Le médecin fit diminuer la quantité de lait. On lui donna seulement un litre de lait bouilli, coupé avec 250 grammes d'eau de Vichy, et on régla les tétées. En même temps apparurent de l'impétigo du cuir chevelu, qui détermina une adénite cervicale qui suppura, puis des abcès sur le corps, surtout nombreux aux fesses et aux jambes, évoluant rapidement et s'ouvrant spontanément. L'enfant se mettant alors à tousser, les parents la reprennent et la conduisent à l'hôpital le 18 février 1901.

C'est une enfant chétive qui ne pèse que 5 kil. 250. L'état général paraît assez satisfaisant, mais le ventre est tendu et dur ; le thorax élargi présente un chapelet chondrocostal très prononcé. Il y a de la micropolyadénie ; les tibias sont un peu incurvés ; pas de dents ; fontanelle antérieure largement ouverte.

Impétigo dans le cuir chevelu. Le corps est recouvert de petits abcès miliaires. Le ganglion du cou suppure encore abondamment. On trouve sur les jambes sept taches violacées, traces d'abcès cicatrisés, et cinq abcès actuellement en évolution à la jambe gauche et à la tête. Ces abcès sont incisés et pansés à l'eau boriquée.

La langue est sèche. Il y a cinq selles mélangées et liquides. Pas de vomissements. Dyspnée.

Bronchite généralisée. T. 37° 4.

Le lendemain, 26 février, la température atteint 36° 2. Foyer de bronchopeumonie au sommet droit. Bains chauds boriqués.

La température reste au-dessus de 39°, et, le 28 février, on incise quatre nouveaux abcès : à la jambe gauche, à l'épaule gauche, à l'épaule droite. On n'entend plus de râles dans la poitrine. Respiration un peu soufflante.

Les selles sont liquides, très fétides, au nombre de quatre par jour. Calomel.

Puis la température descend. On incise, le 1er mars, un petit abcès au genou gauche et un au niveau de l'acromion gauche.

Les selles, à peu près normales le 1er, le 2 et le 3, deviennent vertes, puis mélangées, liquides, et, le 4 mars, la température est à 39° 8.

L'état général est toujours mauvais; il y a de la contracture de la nuque ; la langue est sèche. Il s'est fait une nouvelle poussée d'abcès. On en a incisé quatre au membre infé-rieur gauche, et à la tête six autres sont en évolution; mais la suppuration n'est pas évidente. Ils sont incisés le 6 mars.

La diarrhée continue ; il y a des râles sous-crépitants dans les deux poumons. On donne du sous-nitrate de bismuth.

La température reste au-dessous de 38°, et, le 12, à l'occa-sion d'une nouvelle poussée d'abcès, elle s'élève à 39° et s'y maintient. Les selles sont vertes, liquides et mélangées, très fétides depuis quelques jours. Calomel.

Le 14, on entend dans les deux poumons de nombreux râles sous-crépitants, mais surtout à droite. Vers le tiers moyen, ils sont plus fins, superficiels, sous l'oreille ; il y a du retentissement de la voix et de la toux, avec expiration un peu soufflante. Il y a là évidemment un foyer de broncho-pneumonie. Les fonctions intestinales sont très mauvaises, les selles sont vertes ou jaunes, noirâtres, un peu liquides.

L'état général est très mauvais; le teint devient terreux, la peau est sèche et ridée. L'enfant a maigri de 1 kil. 250. On entend le 19 mars un nouveau foyer de bronchopneumonie à gauche. Les selles sont franchement vertes et liquides. Les parents reprennent leur enfant le 20 mars. Elle meurt le lendemain.

Et l'on voudrait voir, chez cette enfant, une simple coïncidence entre l'apparition des abcès et la diarrhée, quand chaque poussée d'abcès est précédée ou accompagnée d'une aggravation manifeste des troubles digestifs !

Tant que ses fonctions digestives ont été normales, elle s'est bien portée ; la peau est restée saine, il n'y a pas eu traces ni d'érythème fessier, ni d'impétigo. La dyspepsie s'établit-elle ? apparaissent l'impétigo et les abcès. On règle un peu son alimentation, et les troubles cutanés, s'amendent ; mais, bientôt, apparaît une gastroentérite aigüe, et nous voyons alors de nouvelles poussées d'abcès évoluer sous nos yeux. Il y a là évidemment une relation de cause à effet.

Du reste, l'observation suivante semble bien mettre en lumière cette corrélation ; elle est pour nous des plus démonstratives.

OBSERVATION N° V

Duquin (Julien), 4 mois. — Cet enfant entre à la salle Henri Roger (douteux) le 27 mai 1902, pour une éruption boutonneuse ressemblant à une éruption morbilleuse ; mais il présente, à côté de cette éruption de boutons, des placards rouge foncé ressemblant à l'érythème de la scarlatine. Cette éruption est généralisée à la face et au tronc. Les selles sont mélangées, liquides, au nombre de quatre, très fétides. Le ventre est ballonné.

L'éruption ne se modifiant pas, on le passe à la crèche avec le diagnostic suivant : érythème polymorphe d'origine toxi-intestinale.

Nous n'avons malheureusement pas grands renseignements

sur son alimentation. Nous savons simplement qu'il est élevé au biberon, que ses tétées ne sont pas réglées et qu'il a fréquemment de la diarrhée.

C'est un enfant petit, qui ne pèse que 4 kil. 270 ; mais son état général paraît cependant satisfaisant.

Le thorax est bien conformé ; seules les articulations chondrocostales sont un peu saillantes. Le ventre est gros, ballonné, tympanique ; il y a de la micropolyadénie dans les aines et les aisselles. Les tibias sont droits. Le foie et la rate paraissent de volume normal.

La température atteint 39°. Les selles sont liquides.

On règle les tétées : sept fois 70 et 20. Calomel.

L'état reste sensiblement le même les jours suivants ; mais, le 30, les selles deviennent vertes, et l'on incise à la jambe droite deux abcès cutanés du volume d'une noisette.

4 juin. — La température dépasse 39°. Pas de nouveaux abcès. Les abcès de la jambe droite sont complètement cicatrisés ; il reste à leur place une petite induration.

Les selles sont vertes et mélangées, quatre par jour. Le ventre est dur et ballonné. Calomel.

Rien dans les poumons.

7 juin. — La température est revenue à 38°.

9 juin. — La température est remontée à 39°. Même état intestinal. On sent à la pointe de l'omoplate gauche une induration profonde ; la peau est saine à ce niveau. Pansement boriqué.

11 juin. — L'abcès est devenu très volumineux, de la grosseur d'un œuf de pigeon. La fluctuation est évidente ; mais, autour de cet abcès, la peau est rouge foncé, chaude, d'aspect phlegmoneux. Largement incisé, il en sort un pus abondant.

Les selles sont liquides ; la langue est humide, 60 et 20.

14 juin. — L'abcès a été pansé régulièrement à l'eau boriquée Il n'est pas encore complètement cicatrisé ; il s'écoule toujours, par l'orifice, un pus verdâtre.

La température est redescendue au-dessous de 38°. Les selles restent mélangées de vert et de blanc ; sept fois par jour 70 et 20. Calomel.

23 juin. — La température, qui jusqu'à aujourd'hui était sensiblement descendue et se maintenait entre 37°2 et 37°6, tend à remonter. Les selles ont une légère tendance à être moins vilaines. Il y a eu hier quatre selles jaunes.

Depuis quelques jours, l'érythème fessier s'ulcère.

Il s'est développé trois nouveaux abcès, petits, du volume d'une noisette, au cuir chevelu (région occipitale), à la région thoracique antérieure, à la région thoracique latérale gauche. Ces trois abcès sont incisés.

27 juin. — L'état reste stationnaire ; l'enfant a l'air plutôt mieux. Pas de nouveaux abcès. Alternatives de selles mélangées et jaunes. Le poids augmente.

30 juin. — La température remonte : 38°8. Toux, dyspnée. Foyer de congestion aux bases. Enveloppement à 30° et bains sinapisés. Un nouvel abcès s'est développé au niveau de l'appendice xiphoïde.

5 juillet. — La température devient normale ; la respiration est normale ; l'état intestinal est sensiblement amélioré ; le poids augmente ; sept fois 80 et 20.

8 juillet. — L'état général de l'enfant est meilleur. Les selles sont jaunes depuis deux jours ; mais il vomit depuis hier, et il s'est développé un nouvel abcès sous-cutané au niveau du flanc gauche. Lavages de l'estomac.

11 juillet. — Les vomissements n'ont pas reparu. Il n'y a pas eu de nouveaux abcès. L'augmentation de poids continue et l'on rend l'enfant à sa famille.

Voici donc un enfant élevé au biberon, qui, à la suite d'un écart de régime, présente une éruption toxi-intestinale prise un moment pour de la rougeole ; des troubles gastrointestinaux sévères s'établissent ;

les selles deviennent vertes, liquides, et nous assistons à une éruption, discrète il est vrai, d'abcès multiples de la peau. Il a eu plusieurs poussées d'abcès, et chaque poussée a succédé à une aggravation des troubles intestinaux.

Voici encore une autre observation où les poussées d'abcès coïncident avec des troubles diarrhéiques, troubles dus à une augmentation subite de l'alimentation : voyant diminuer sans cesse le poids de l'enfant et l'émaciation s'accentuer malgré des selles à peu près normales, on avait ajouté un potage à la quantité de lait ordinairement bien supportée.

OBSERVATION VI.

Dorliac (Paul), enfant de neuf mois, né de parents bien portants. Elevé au sein par la mère pendant deux mois et demi, puis mis au biberon, il prend un litre et demi de lait bouilli pur dans les vingt-quatre heures. L'alimentation n'est pas réglée.

Plutôt constipé habituellement, il n'a qu'une selle pas jour, épaisse. Il présente, depuis dix jours, sept et huit selles liquides et vertes; il vomit. Et depuis une dizaine de jours également, le cuir chevelu est le siège d'une éruption impétigineuse et de petits abcès.

Il entre à l'hôpital le 11 janvier 1902. C'est un enfant malingre qui ne pèse que 4 kil. 725. Le facies est émacié ; pas trace de graisse sous la peau; le cri est bon.

Le ventre est gros, mais souple et non étalé. Le foie et la rate paraissent de volume normal; les ganglions inguinaux sont gros et durs.

Les tibias sont légèrement incurvés. Le thorax paraît bien conformé, mais les nouures chondrocostales sont saillantes.

On note un petit abcès cutané dans le cuir chevelu, de la grosseur d'une noisette. Il est incisé aussitôt que la fluctuation est devenue évidente, c'est-à-dire deux jours après l'entrée à l'hôpital.

La température oscille entre 37° et 37°4.

L'alimentation est réglée, 80 et 20. Les selles, d'abord vertes, deviennent jaune foncé ; les vomissements n'ont pas reparu. Il tousse un peu. Quelques râles sous-crépitants ; respiration un peu rude aux sommets.

Les selles restent jaunes pendant cinq jours, puis elles deviennent liquides, mélangées. L'enfant s'émacie.

Le 20 janvier, il a perdu 250 grammes sur son poids d'entrée.

Le facies est pâle et très amaigri ; la peau est sèche et ridée.

Puis apparaît de l'érythème fessier. L'enfant continuant à diminuer de poids, on profite d'un moment où les selles paraissent normales pour augmenter l'alimentation ; on lui donne sept fois 100 grammes de lait stérilisé et 20 grammes d'eau bouillie, et l'on ajoute un potage de farine lactée par jour.

Immédiatement, la température s'élève de quelques dixièmes, reste aux environs de 38°, et les selles redeviennent liquides. On note dans le cuir chevelu un abcès, que l'on incise, et de nombreux noyaux indurés.

La tête est recouverte d'un pansement boriqué ; on supprime le potage. On a alors des alternatives de selles liquides et de selles normales.

Trois jours après, le 6 février, on incise huit abcès de grosseurs variables, allant de celle d'une noisette à celle d'un œuf de pigeon, dans le cuir chevelu. Un autre, gros comme une noisette, à la région cervicale postérieure ; un autre au moignon de l'épaule droite : ils donnent issue à une quantité considérable de pus.

La suppuration s'arrête rapidement et les abcès se ferment

vite ; seul, le plus gros des abcès reste ouvert ; il s'est ulcéré ; ses bords sont déchiquetés et taillés à pic : mais pas de réaction inflammatoire.

La température oscille entre 37° et 37°4.

Puis l'état s'aggrave de plus en plus; le poids diminue ; l'enfant s'émacie. La diarrhée devient continue ; il y a trois et quatre selles liquides par jour, et il se fait une nouvelle poussée d'abcès que l'on incise le 17 février (deux au niveau des fausses côtes gauches, un à la jambe gauche, un au genou droit). L'ulcération de la tête continue à suppurer, et l'enfant meurt le 18 février, sans secousses, n'ayant plus la force de lutter, ayant perdu en cinq semaines près d'un kilogramme.

Autopsie :

Le cerveau est normal ; les reins sont un peu congestionnés, ainsi que le foie et la rate.

Poumons : quelques bulles d'emphysème sur le bord antérieur. Bronchopneumonie chronique au sommet droit; le tissu est dur, lisse à la coupe, de couleur rose avec des traînées blanches de sclérose.

Ganglions trachéobronchiques un peu volumineux.

Les observations que nous publions maintenant sont pour ainsi dire calquées les unes sur les autres, et, comme les premières, montrent l'importance des troubles digestifs dans la production des troubles cutanés. Toutes ces éruptions se développent, en effet, chez des enfants plus ou moins dyspeptiques, à l'occasion de poussées aiguës d'entérite.

OBSERVATION N° VII

Leclinche (Claire). — Le père a trente-trois ans, bien portant ; la mère, âgée de vingt-six ans, a eu deux enfants.

L'autre enfant est une petite fille de deux ans qui se porte bien.

La petite malade a six mois ; elle est née à terme. Nourrie, dès la naissance, au biberon, elle prend actuellement, dans les vingt-quatre heures, un litre et demi de lait bouilli, coupé avec de l'eau de son.

Cette enfant s'est bien portée, au dire des parents, jusqu'à il y a quinze jours. Elle n'a jamais eu de diarrhée, ses selles sont plutôt dures.

Elle tousse, elle est très oppressée, elle vomit. Elle entre à l'hôpital le 5 février 1902.

L'état général est assez satisfaisant : c'est une enfant plutôt petite ; elle pèse 4 kil. 460, mais les chairs sont fermes.

La peau est saine, excepté au niveau des fesses, qui sont le siège d'un érythème assez intense. Elle est rachitique ; les tibias sont incurvés; les articulations chondrocostales sont saillantes et présentent un chapelet de nouures très prononcé.

Micropolyadénie dans les aines et les aisselles; la fontanelle antérieure est largement ouverte.

Le ventre est gros et dur; le foie et la rate ne sont pas augmentés de volume.

Elle tousse un peu et présente une dyspnée intense avec tirage. L'auscultation ne révèle que quelques râles sous-crépitants disséminés sans souffle. Pas de matité.

La température est de 37°2. Bains à 38° et enveloppement d'ouate chaude. Les selles sont mélangées, vertes et jaunes. Pas de vomissements.

15 février. — L'état de l'enfant est très satisfaisant ; le poids a un peu augmenté ; les selles sont normales. On la rend à sa famille.

Elle entre à nouveau, le 4 mars, c'est-à-dire quinze jours après. Elle s'est bien portée jusqu'à hier ; elle a vomi et s'est remise à tousser. Depuis quelques jours, elle a dans le dos quelques abcès miliaires et de l'impétigo du cuir chevelu.

L'état général est assez bon ; le poids a augmenté depuis sa sortie de l'hôpital.

Mais le ventre a augmenté de volume ; il est souple, légèrement étalé.

Elle tousse beaucoup, elle est très dyspnéique. Pas de fièvre : bronchite simple.

Les selles sont mélangées, la langue est humide. Pas de vomissements.

Sur le tronc, éruption d'abcès miliaires, petites vésicules purulentes, présentant une pointe blanche grosse comme une tête d'épingle.

Derrière l'oreille gauche, un abcès cutané, gros comme une noisette ; incisé, il en sort un pus verdâtre abondant.

Erythème fessier assez intense.

L'état pulmonaire s'améliore ; on entend toujours cependant quelques râles sous-crépitants disséminés. Mais l'état intestinal reste stationnaire. Les selles restent toujours mélangées, et l'on incise, le 14 mars, deux abcès assez volumineux au-dessus de l'oreille gauche. Pansements à l'eau boriquée.

18 mars. — Nouvelle poussée d'abcès sous-cutanés : un, gros comme une noisette, à la pointe de l'omoplate droite, et deux dans le cuir chevelu (un au niveau du frontal gauche, l'autre à la région occipitale). Les ganglions sous-occipitaux sont gros, durs, roulent sous le doigt. Ces abcès sont incisés et pansés à l'eau boriquée.

Les selles sont mélangées, verdâtres, noires, mais non liquides. L'enfant, cependant, s'émacie ; le poids diminue.

22 mars. — La région occipitale est le siège d'un abcès de la grosseur d'une noisette ; il est entouré d'une zone inflammatoire assez étendue ; incisé, il donne issue à un pus séreux. Un autre abcès est incisé au niveau du pariétal droit ; pus verdâtre.

27 mars. — L'état général est assez bon. Les selles sont jaunes et de bonne apparence. Pas de vomissements ; mais l'enfant diminue de poids. On la met au lait Vacca ; 80 et 20.

Les abcès de la tête et de l'omoplate sont cicatrisés.

On note la présence d'un nouvel abcès cutané dans le dos, gros comme un pois.

3 avril. — L'enfant continue à maigrir. Les selles ont tendance à devenir liquides. La peau est sèche et a perdu son élasticité, sans présenter de lésions suppuratives.

Elle paraît abattue. Tette moins facilement, et, subitement, le 10 avril, la température s'élève à 39° Elle a du catarrhe oculo-nasal. La langue est humide et blanchâtre. La muqueuse buccale est rouge violacé ; les lèvres, les gencives, les joues, la voûte palatine, sont recouvertes d'un léger enduit pultacé.

Sous le menton et derrière les oreilles, éruption caractérisée par un pointillé rouge pâle ; une rougeole, évidemment, s'est déclarée.

L'enfant est très dyspnéique. Nombreux râles sous-crépitants disséminés dans les deux poumons ; à la base gauche, en arrière, souffle intense, avec râles crépitants et sous-crépitants fins. L'état général est très mauvais, la langue est sèche, et l'enfant meurt le 11 avril, en pleine éruption morbilleuse, avec une température de 39°2.

Autopsie :

Poumons : tout le lobe inférieur du poumon gauche est hépatisé. Il sort du pus des bronches. Noyaux de bronchopneumonie à la base droite.

Le foie est très congestionné.

Pas traces de tuberculose, ni de foyers purulents dans les organes.

Voilà donc une enfant rachitique, élevée au biberon et suralimentée, qui, à deux reprises, a une poussée aiguë d'entérite, et qui présente la deuxième fois de l'impétigo du cuir chevelu et des abcès multiples. Les selles redevenant normales, les lésions cutanées tendent à disparaître ; mais, malheureusement, elle contracte alors la rougeole et meurt de bronchopneumonie.

Voici maintenant un enfant élevé, dès la naissance, le jour au biberon et la nuit au sein par la mère, et dont les fonctions digestives n'ont jamais été normales. C'est un dyspeptique, légèrement touché par le rachitisme, qui, à l'occasion de troubles intestinaux aigus, fait une poussée d'abcès.

OBSERVATION N° VIII

Thomard (Marcel), sept mois. — Le père est bien portant ; la mère est bacillaire. Deux enfants déjà sont morts de méningite tuberculeuse.

Le petit malade est né à terme. Il est mis dès la naissance à l'allaitement mixte : sein de la mère pendant la nuit et biberon à la crèche le jour. Mais on ne peut avoir aucun renseignement sur cette alimentation de la journée.

Cet enfant est malade depuis sa naissance ; il vomit, il a des alternatives de constipation et de diarrhée ; il est souvent venu à la consultation.

Il entre le 9 novembre 1901 à l'hôpital, pour de la gastro-entérite ; mais, en réalité, la mère, très faible à ce moment, s'en sépare pour le sevrer complètement.

L'enfant n'ayant eu ni vomissements, ni diarrhée, est rendu à sa famille quatre jours après, dans un état satisfaisant, ayant gagné 60 grammes.

Le 27 novembre, il entre à nouveau pour de la gastroentérite ; le poids de l'enfant a diminué ; il a perdu en quinze jours 400 grammes environ.

On règle son alimentation : 100 grammes de lait et 20 grammes d'eau toutes les trois heures. Il a des alternatives de diarrhée et de selles normales ; quelques vomissements. Il n'a pas de température, mais son poids diminue considérablement.

Nous voyons enfin cet enfant le 2 janvier, le Dr Richardière, notre maître, prenant à cette date possession de la crèche.

Le petit malade est un garçon de huit mois, d'apparence chétive ; il est maigre et ne pèse que 3 kil. 900.

La peau est sèche, d'un blanc grisâtre. La face est pâle et anguleuse. Le cri est assez fort.

Les tibias sont légèrement incurvés, leur extrémité supérieure volumineuse ; il n'a pas de chapelet chondrocostal, mais le thorax est élargi à sa base.

La bouche est humide. Il a une dent. Le ventre est gros et flasque ; les flancs sont étalés et rappellent le ventre des batraciens. Le foie paraît un peu gros. Un peu de tympanisme à la région sus-ombilicale.

Micropolyadénie dans les aines et les aisselles.

Il ne tousse pas. Rien de particulier dans les poumons.

Il n'a pas de température ; sa diarrhée est arrêtée, ses selles absolument normales ; il n'a pas vomi depuis vingt jours.

Il a de l'érythème fessier très intense ; pansé avec un mélange d'oxyde de zinc, de bismuth et de talc.

Sur la partie latérale droite du thorax, au niveau de la pointe de la deuxième fausse côte, on voit une macule rouge violacé d'un centimètre environ de diamètre. Il n'y a pas d'induration ; la peau à ce niveau est lisse et mince. On note également le long du tibia gauche de petites taches ardoisées, sans induration de la peau, sans adhérence à l'os.

12 janvier. — L'état général continue à s'améliorer. Le poids augmente ; mais les selles, tout en restant jaunes, deviennent plus nombreuses, de quatre à cinq par jour, sans diarrhée.

. On constate le long du bord interne du tibia gauche un abcès sous-cutané gros comme une noisette. La peau à ce niveau est rouge violacé, la suppuration évidente. Incisé, il en sort un pus abondant blanchâtre. Pansement boriqué,

20 janvier. — Les selles, redevenues quelques jours normales, présentent depuis deux ou trois jours une teinte jaune foncé ; pas de vomissements, pas de température. Etat général satisfaisant ; mais on note, au niveau du trochanter droit, la présence d'un abcès sous-cutané formant une tumeur du volume d'une grosse noisette, sans réaction inflammatoire de voisinage. Incisée, il en sort un pus blanchâtre bien lié et strié de sang. Pansement boriqué.

Ce gros abcès est complètement cicatrisé le 22 janvier.

13 février. — L'état général de l'enfant est très sensiblement amélioré. Son poids oscille entre 4 kil. 050 et 4 kil. 100. Il est plus gai, a l'air plus éveillé. On a dû, au commencement du mois, diminuer pendant deux jours son alimentation ; il avait eu à ce moment des vomissements et des selles liquides. Actuellement, il est de nouveau à 100 et 20 ; ses selles sont redevenues jaunes, mais toujours abondantes. Il n'a pas de température. On incise, dans le dos, un petit abcès cutané gros comme une petite noisette ; un autre, plus petit, s'est ouvert spontanément.

28 février. — Tous les abcès incisés jusqu'ici sont cicatrisés. Leur cicatrisation est rapide. Mais l'enfant transpire beaucoup de la tête ; la région occipitale, constamment en contact avec le drap, est le siège d'une rougeur assez étendue et présente trois petits abcès à pointe blanche.

L'état général reste bon ; le poids reste stationnnaire ; il a plutôt tendance à augmenter.

Depuis le 21 février, les selles étant normales, on ajoute un œuf à son alimentation (100 et 20).

2 mars. — Toux fréquente, quinteuse, suivie de vomissements ; on le passe à la coqueluche le 6 mars.

OBSERVATION N° IX

Joly (Blanche), six mois. — Il s'agit d'une enfant que nous avons soignée au mois de février 1902 pour de la gastroentérite chronique.

Son père est tuberculeux; sa mère, bien portante. Ils ont eu quatre enfants; deux sont morts de bronchite (?). La petite malade est née à terme; elle pesait 3 kil. 950. Nourrie dès la naissance au biberon, elle prenait un litre de lait bouilli coupé avec un quart d'eau bouillie dans les vingt-quatre heures; tétées réglées toutes les deux heures.

Elle est malade depuis sa naissance. Diarrhée jaune et vomissements continuels. Elle entre au mois de février avec de la diarrhée verte qui dure depuis huit jours. Elle a beaucoup maigri.

A cette époque, elle avait deux mois, c'était une enfant assez belle, pesant 4 kil. 645, mais très pâle.

Elle est restée un mois à l'hôpital. Elle n'a pas eu de fièvre un seul jour. Les selles, d'abord vertes, liquides, sont devenues au bout de deux jours moins vilaines, tantôt jaunes, tantôt mélangées; mais on n'a pas obtenu de selles normales. Elle n'a vomi qu'un jour. Mais elle a beaucoup maigri; elle a perdu 795 grammes pendant son séjour.

Elle toussait un peu; il y avait des râles sous-crépitants disséminés des deux côtés.

La peau était saine, excepté au niveau des fesses, qui étaient le siège d'un érythème assez intense.

On a réglé l'alimentation : sept fois 80 et 20.

Sortie le 24 mars 1902, elle entre à nouveau en chirurgie, pour des abcès multiples, le 7 juin, et à la crèche le 12 juin, avec une bronchopneumonie.

Elle a actuellement six mois. Depuis sa sortie, elle ne s'est jamais bien portée. Les tétées ont cependant été réglées (au dire de la mère) : 80 et 20 toutes les deux heures.

La diarrhée a reparu, tantôt verte, tantôt jaune; mais elle

n'a pas vomi. Elle a eu une bronchite et de la diarrhée verte, il y a trois semaines, qui ont nécessité un séjour de quinze jours à l'hôpital. Elle en est sortie avec un abcès sous-cutané à la région occipitale. C'est son premier abcès. Elle n'a jamais eu d'impétigo du cuir chevelu.

Elle entre le 7 juin en chirurgie pour des abcès du cuir chevelu et un abcès au sein droit.

La température, très élevée à l'entrée (39°), redescend d'abord aux environs de 37°. On incise les abcès; mais, bientôt, la température remonte et atteint en deux jours 41°2.

On la passe alors à la crèche le 12.

C'est une enfant petite, d'aspect chétif. Elle a six mois; elle pèse 4 kil. 150. Le facies est souffreteux, pâle; les téguments sont complètement décolorés. La peau est fine, sans élasticité; le thorax normal. Le ventre est plat, mais non étalé; la peau, fine et sèche, laisse apercevoir les anses intestinales. Tympanisme très prononcé.

Les tibias sont légèrement incurvés. Micropolyadénie. Hernie ombilicale.

Elle est dyspnéique. Elle a une bronchopneumonie.

Les selles sont vertes et liquides, au nombre de trois par jour. On lui fait des enveloppements froids. Calomel, puis bismuth.

La température cède au bout de quatre jours, les lésions pulmonaires s'amendent. Les selles sont redevenues jaunes.

16 juin. — Les selles, vertes le 14, sont maintenant mélangées de vert et de jaune. La respiration est rude aux sommets, avec des râles sous-crépitants aux deux bases. La température est normale.

On lui incise onze abcès : un au niveau du sein droit, un en dedans du sein gauche, un à l'épaule droite, huit dans le cuir chevelu, localisés à la région occipitale et à la région temporale.

Tous ces abcès sont du volume d'une noisette. Incisés, il en sort un pus abondant.

21 juin. — La température tend à monter (38° 4). Les abcès sont tous cicatrisés; mais on en incise deux nouveaux : un derrière la tête, l'autre à la région thoracique. Les selles sont mélangées, pas de vomissements.

25 juin. — Depuis le 22, quatre selles liquides par jour; l'enfant s'émacie; perte de poids considérable : elle ne pèse plus que 3 kil. 700.

L'état général est très mauvais, et l'enfant meurt le 27 juin, avec une température de 39° 2.

L'autopsie, malheureusement, n'a pu être faite; mais il est probable que cette enfant était tuberculeuse, car, d'une part, elle présentait des antécédents héréditaires nettement tuberculeux, et, d'autre part, elle n'a cessé elle-même de présenter des lésions pulmonaires suspectes pendant tout son séjour à l'hôpital. Mais, malgré cette tare héréditaire, cette observation ne fait que confirmer notre opinion, les poussées d'abcès se développant chaque fois à la faveur de poussées diarrhéiques.

OBSERVATION N° X

Beauclair (Albert), cinq mois et demi. — Les parents sont bien portants. Né à terme, il a toujours été nourri au biberon. Les tétées n'étàient pas réglées.

Il buvait dans la journée un litre de lait bouilli et un litre d'eau pannée. Les selles n'ont jamais été normales; toujours très abondantes, cinq et six par jour. A l'âge de trois mois, il est pris de diarrhée verte qui nécessite son entrée à l'Hôtel-Dieu. Il y reste un mois.

Il a eu pendant son séjour à l'hôpital deux abcès : l'un au flanc gauche, l'autre au bras gauche. Il a toujours eu de l'érythème fessier très intense. Il entre à la crèche le 11 juin 1902, pour de la diarrhée.

C'est un enfant petit, dont le tube digestif a mal fonctionné. La peau est fine, sèche, sans élasticité, pâle et terreuse.

Le ventre est large, flasque, aplati, rappelant le ventre de grenouille.

T. 38°8. Rien dans les poumons; mais les selles sont liquides, fétides. Pas de vomissements.

On lui incise deux abcès sous-cutanés à la cuisse droite, du volume d'une grosse noisette, et un plus petit, au niveau de la protubérance occipitale externe.

16 juin. – Pas de nouveaux abcès. Température normale. Selles normales.

L'enfant est mort d'infection intestinale le 2 juillet. Les selles étaient mélangées depuis le 21 juin, tantôt liquides, tantôt jaune verdâtre, compactes.

Il n'aurait cependant pas eu de nouveaux abcès; mais nous l'avons perdu de vue au moment de sa mort. Très émacié, il pesait le 29 juin 3 kil. 825, au lieu de 5 kil. 030 à l'entrée.

Mais si, dans quelques-unes de ces observations, nous voyons les troubles cutanés s'établir rapidement à la suite d'un changement de régime, et suivre de près les troubles gastro-intestinaux, nous remarquons que, la plupart du temps, ces enfants souffrent depuis longtemps, depuis plusieurs semaines, depuis plusieurs mois même. Ce sont le plus souvent des enfants constipés présentant de temps à autre des vomissements ou de simples régurgitations; petits, pâles, chétifs, qui, à la suite d'une suralimentation accidentelle, ou d'un écart de régime, ont pendant quelques jours des selles diarrhéiques.

Tous les enfants que nous avons observés sont, en effet, des dyspeptiques, et chez quelques-uns, souffrant depuis longtemps, nous avons pu constater non seulement de la dyspepsie, mais du rachitisme et de l'obésité, témoins d'un vice ancien de la nutrition, et nous avons pu alors nous convaincre de ce fait que les abcès multiples, au lieu d'être dus à des troubles aigus de l'intestin, étaient bien, au contraire, sous la dépendance des infections lentes du tube digestif, tout en constatant cependant qu'ils sont grandement influencés par l'apparition de la diarrhée.

Les observations suivantes confirment absolument ce que nous avançons, car nous voyons chez ces enfants, anciens dyspeptiques, notoirement rachitiques, les poussées d'abcès se développer sans diarrhée, sans que l'intestin paraisse infecté.

OBSERVATION N° XI

Guichet (Louise). — Voici une enfant de trois mois qui s'est bien portée tant qu'elle a eu le sein ; mais, au bout d'un mois, on la met au lait stérilisé. On lui donne un litre de lait stérilisé absolument pur, sans régler les tétées. Quinze jours après, elle est prise de vomissements ; ses selles, autrefois normales, deviennent plus rares, compactes, blanches ou verdâtres. Le dépérissement étant considérable, elle entre à l'hôpital le 29 janvier 1902.

C'est une enfant petite, ne pesant que 3 kil. 800, mais dont l'état général paraît cependant assez satisfaisant.

Elle est toutefois rachitique ; les tibias sont incurvés ; le thorax est déformé, très élargi à sa base; nouures chondro-costales saillantes. Micropolyadénie dans les aines.

Le ventre est gros, souple, un peu étalé; à la percussion, tympanisme manifeste. L'estomac, ainsi que le côlon, paraît sensiblement dilaté.

La peau est saine; cependant, l'enfant serait sujette à des poussées d'érythème fessier.

Pas d'impétigo, mais transpiration abondante de la tête et du cou.

Il n'y a eu qu'une selle depuis l'entrée; compacte, mélangée de vert et de blanc.

On règle l'alimentation. On donne sept biberons de 60 et 20.

6 février. — La température est normale, les vomissements continus; mais les selles ont meilleure apparence; plus nombreuses, au nombre de trois par jour; plus abondantes et beaucoup moins compactes; quelques-unes même ont tendance à être liquides. On diminue alors la quantité de lait : 40 et 20. Le poids a diminué; l'enfant a perdu 250 grammes en huit jours.

L'état gastrique reste sensiblement le même; les vomissements, qui avaient cessé, ont reparu le 9 février, et ne s'arrêtent que le 12, pour reparaitre à nouveau le 3 mars. Le poids de l'enfant, qui s'était accru jusqu'à la fin de février, redescend, et il y a actuellement un déficit de 400 grammes sur le poids d'entrée. On augmente l'alimentation : 80 et 20.

Les selles paraissent cependant normales; trois et quatre par jour, de bonne nature; des régurgitations se produisent une ou deux fois par jour.

Le facies est pâle, la figure s'émacie.

Depuis quelques jours, l'enfant transpire plus que de coutume de la tête et du cou. La région occipitale est le siège d'une rougeur assez vive due au frottement de la tête sur l'oreiller. Il n'y a aucune lésion impétigineuse dans le cuir chevelu; mais on incise trois abcès de la grosseur d'un gros pois. Ces abcès sont pansés à l'eau boriquée.

12 mars. — Pas de température. Quelques râles sous-crépitants disséminés. Pas de dyspnée. La région occipitale est le siège d'une rougeur très prononcée, chaude. Il y a, en outre, un petit abcès en formation. Les fonctions digestives, cependant, paraissent normales. Les selles sont jaunes, peut-être un peu compactes, mais pas de vomissements.

Le 15, on incise un abcès sous-cutané de la grosseur d'une noix à la région occipitale et un autre plus petit sur le pariétal gauche.

Ce gros abcès, malgré les soins antiseptiques, n'a aucune tendance à la cicatrisation ; il suppure abondamment, et, le 27, on constate à ce niveau la présence d'une escharre large comme une pièce de un franc, à bords rouges et décollés ; on aperçoit au fond de la plaie l'aponévrose épicrânienne. Au dessus de cette escharre, vers le sommet de l'occipital, on voit que la peau est rouge, chaude et tuméfiée. La fluctuation est manifeste ; il s'est fait là un décollement assez étendu, largement ouvert ; il en sort un pus épais.

La température se rapproche de 38°.

On ne note aucun trouble du côté des voies digestives.

Sous l'influence des pansements boriqués, l'état de la tête s'améliore rapidement, et le 5 avril on ne trouve plus trace de décollement ni de suppuration.

L'état général s'améliorait rapidement quand, brusquement, le 10 avril, la température s'élève à 38° 4. Il y a du catarrhe occulo-nasal et de la stomatite ; il vient de se déclarer une rougeole. Râles de bronchite.

12 avril. — L'éruption est généralisée, très intense. T. 39° 5. Dyspnée. Foyer de bronchopneumonie aux deux sommets.

Depuis le 10, les selles sont liquides et fétides : trois et quatre selles par jour.

14 avril. — T. 38°. Même état pulmonaire ; l'éruption est effacée à la figure et au tronc ; mais il s'est développé une éruption confluente de petites vésicules purulentes dissémi-

8

nées sur tout le tronc, et on incise trois abcès cutanés du volume d'un gros pois.

Le ventre est volumineux, dur et ballonné. La langue est sèche, la peau est terreuse et ridée. L'état général est très mauvais et s'aggrave chaque jour. La température redevient normale, mais la diarrhée persiste.

Il s'est formé deux nouveaux petits abcès que l'on incise. L'émaciation est squelettique ; la perte de poids est considérable ; l'enfant ne pèse plus que 3 kil. 180. Elle meurt le 19 avril.

L'autopsie, faite le 20 avril, permet de constater la présence des foyers de bronchopneumonie dans les deux poumons.

Le foie est gros, très congestionné, gras.

La rate est saine.

On ne trouve pas trace de tubercules ni d'abcès dans les organes.

Nous voyons donc là une poussée d'abcès se développer sans troubles aigus de l'intestin, sans diarrhée, chez une enfant dyspeptique, constipée, et qui à plusieurs reprises a présenté des vomissements et de simples régurgitations. Cette enfant souffre évidemment depuis longtemps ; les déformations osseuses qu'elle présente témoignent d'ailleurs des troubles anciens de la nutrition. Mais, d'autre part, à la faveur de la rougeole, la diarrhée s'établit, et nous assistons au développement d'une éruption confluente de vésicules purulentes superficielles et de quatre abcès cutanés assez volumineux.

Cette observation semble donc bien prouver la corrélation des lésions cutanées et des troubles chroniques anciens du tube digestif.

L'observation suivante, du reste, a trait à une enfant rachitique constipée également et qui n'a présenté à aucun moment de troubles aigus du côté de l'intestin.

OBSERVATION N° XII

D... (Charlotte), demeurant rue de l'Arbre-Sec, 18, enfant de seize mois, née à terme de parents bien portants. C'est la deuxième enfant ; l'aînée, adénoïdienne, se porte bien.

Jusqu'à l'âge de huit mois, la petite malade n'a eu que le sein ; mais les prises ne sont pas réglées.

De huit à douze mois, elle a eu le sein trois fois par jour, et huit biberons de 120 à 130 grammes ; ce lait est donné bouilli et pur.

Enfin, depuis l'âge d'un an, elle ne prend que le biberon, et l'on ajoute deux potages au lait et des croûtes de pain.

Tant que l'enfant a eu le sein, c'est-à-dire jusqu'à l'âge d'un an, elle s'est bien portée ; elle a trois et quatre selles par jour ; mais des médecins ont déjà remarqué que le ventre est gros et mou. Elle n'a pas de vomissements.

Puis, à un an, mise complètement au lait bouilli, ses fonctions digestives se troublent ; elle est constipée ; elle n'a qu'une selle par jour, jaune et très compacte.

Au mois de novembre 1901 elle fait une bronchopneumonie, soignée chez elle au moyen de bains chauds et de cataplasmes sinapisés. A partir de ce moment, et pendant six mois, elle vomit son lait deux fois par jour environ ; la constipation devient plus forte, et il lui arrive fréquemment de ne pas avoir de selles dans la journée.

Nous voyons cette enfant au mois de juin 1902 ; elle a des abcès cutanés et sous-cutanés multiples à la nuque, dans le dos et à la fesse gauche.

C'est une rachitique ; le thorax est très déformé, élargi à sa base, et présente des nouures chondrocostales très saillantes.

Le ventre est très volumineux. C'est évidemment ce qui frappe tout d'abord en examinant cette enfant; il est flasque, étalé, et le foie déborde nettement les fausses côtes droites.

La colonne lombo-dorsale est déviée, les jambes sont droites, mais l'enfant ne marche pas. Micropolyadénie dans les aines et les aisselles.

Les poignets sont volumineux ainsi que les genoux; elle a dix dents.

L'air éveillé, elle est très agitée la nuit; elle dort peu et transpire abondamment de la tête et du cou.

Erythème fessier très intense.

Le premier abcès apparaît à la nuque; il n'y a pas trace d'impétigo dans le cuir chevelu.

L'éruption dure deux mois, elle se fait par poussées successives de un ou trois abcès : au cou, au dos, aux fesses.

Les ganglions cervicaux sont gros et durs, roulent sous le doigt. Les jambes, les bras, la région thoracique antérieure et la tête sont respectés.

Elle a en tout trente-cinq abcès de volume variable, allant d'un gros pois à une grosse noisette.

Tous ces abcès sont incisés dès que la suppuration paraît évidente. Pansés à l'eau boriquée, ils se cicatrisent tous très rapidement, sauf un à la pointe de l'omoplate gauche et un au cou, qui suppurent pendant quatre jours.

Il ne s'est pas produit de décollement, pas de fistule.

Tout le temps de l'éruption, l'enfant est restée constipée; elle a perdu l'appétit et elle a vomi pendant huit jours environ. Elle n'a pas eu de fièvre. Nuits agitées. Insomnies.

Aucune complication. L'enfant guérit complètement à la fin de juillet 1902.

Voici maintenant deux enfants dont la suralimentation a déterminé une surcharge graisseuse manifeste, ralentissement de la nutrition (Bouchard). L'un est

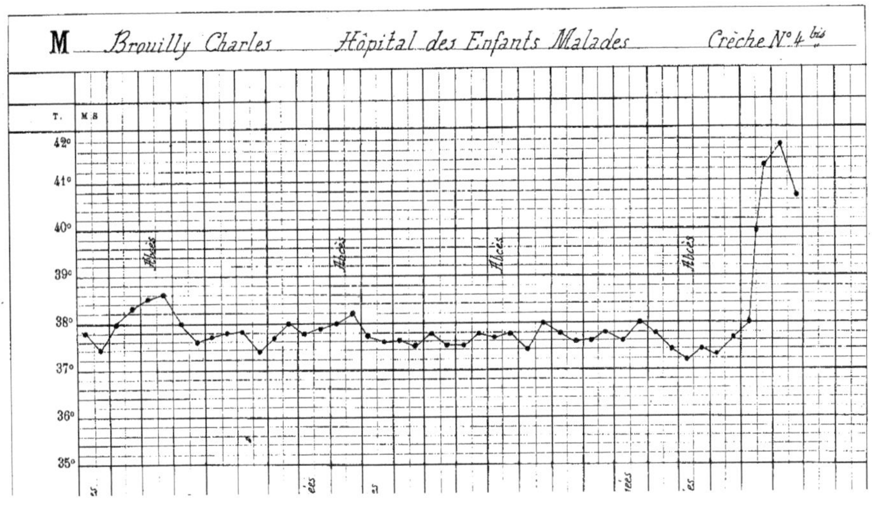
T.   M.S
42°
41°
40°
39°
38°
37°
36°
35°
Abcès
Abcès
Abcès
Abcès

âgé de quatre mois et pèse 6 kil. 050; l'autre est âgé de 5 mois et pèse 6 kil. 820.

OBSERVATION N° XIII

Brouilly (Charles), quatre mois. — Le père a vingt-huit ans, arthritique; la mère, très nerveuse, se porte bien. Pas de tuberculose, pas de syphilis dans les antécédents; mais, pendant le premier mois d'allaitement, la mère a eu un abcès au sein.

L'enfant est né à terme; élevé au sein pendant les trois premiers mois, il est depuis un mois nourri au biberon; il prend un peu plus d'un litre de lait bouilli pur dans les vingt-quatre heures. Mais depuis l'âge de deux mois il mange des soupes, de la bouillie et des œufs.

Ses fonctions digestives sont normales, au dire des parents; jamais de diarrhée, jamais de vomissements; bien au contraire, il est plutôt constipé; ses selles sont pâteuses et peu abondantes, et les parents s'en félicitent.

On l'amène à l'hôpital, pour des abcès multiples, le 2 juin 1902.

Le premier, gros comme une noisette, a fait son apparition il y a une quinzaine de jours à la jambe gauche (quinze jours après la mise au biberon). Pansé avec des cataplasmes de farine de lin, il s'est ouvert spontanément.

Depuis, plusieurs poussées se sont manifestées aux jambes et aux fesses.

Il s'agit d'un enfant de quatre mois, de très belle apparence; l'embonpoint est exagéré, il pèse plus de 6 kilogrammes.

Le facies est bon, l'air est éveillé, le cri est fort.

Le thorax est fortement bombé à la région sternale, et les nouures chondrocostales forment de chaque côté un chapelet saillant.

Les tibias sont nettement incurvés, surtout le droit. Micro-polyadémie dans les aines et les aisselles.

La fontanelle antérieure est largement ouverte.

Pas de dents.

Le ventre est gros, dur, mais non étalé, avec tympanisme très prononcé.

Le foie et la rate ne sont pas sentis.

La peau est blanche et souple, élastique, bien lisse; doublée d'un tissu graisseux très abondant, elle recouvre des chairs fermes. Il y a aux cuisses, aux jambes, aux poignets, des bourrelets graisseux.

La peau est le siège de quelques lésions et de traces d'anciens abcès.

Aux fesses, érythème très intense, légèrement ulcéré, qui, d'après les parents, durerait déjà depuis deux mois.

Dans le dos et dans le cuir chevelu, éruption de vésicules purulentes à pointes saillantes et blanches. Aux jambes, petites macules bleutées, ardoisées, sans induration de la peau (traces d'abcès de volume variable).

A la cuisse droite siège une petite masse rouge violacée, indurée, du volume d'une noisette, plus sensible au toucher qu'à la vue : abcès sous-cutané dans lequel on met nettement en évidence la suppuration. L'évolution de cet abcès est accompagnée de fièvre; la température atteint 38° 8. Il n'y a pas eu de vomissements, et les selles paraissent normales.

Il prend 80 et 20; bains de permanganate.

7 juin. — La température est normale depuis l'incision de l'abcès. Cet abcès est complètement cicatrisé, et, à ce niveau, la peau est ardoisée, légèrement indurée; deux nouveaux abcès sont incisés : l'un à la cuisse gauche, l'autre au médius de la main gauche.

Il boit bien son lait : sept fois 100 et 20.

Mais les selles sont plus foncées, d'un jaune moins franc.

10 juin. — L'état général paraît un peu moins bon La température monte régulièrement et atteint, le soir, 38° 2. Les selles, depuis hier, ont nettement changé de nature. Elles sont mélangées de jaune, de vert; tantôt franchement vertes, elles sont légèrement fétides. Il a eu un vomissement. Enfin, le poids diminue de 50 grammes en huit jours.

Les abcès incisés jusqu'ici sont cicatricés; mais la peau de la tête et du tronc, qui jusqu'alors était saine, est actuellement le siège d'une éruption confluente de petits abcès cutanés miliaires; ce sont de petits follicules acuminés blancs, de la grosseur d'un grain de millet. Cette éruption siège à la région occipitale d'une part, et à la région scapulaire gauche d'autre part. On trouve également aux jambes quelques abcès superficiels présentant le même aspect, mais plus gros. L'érythème fessier est plus intense et vésiculeux.

12 juin. — Température normale. Selles liquides. Pas de nouveaux abcès.

16 juin. — Température normale. Cependant, ce soir, elle atteint 38°. L'état général est plutôt mauvais; l'enfant a perdu 900 grammes en quinze jours. Le facies est pâle, un peu fatigué, mais éveillé. Depuis le 12, les selles sont constamment liquides, trois et quatre par jour.

Nouvelles poussées d'abcès aux jambes; ils sont superficiels et de la grosseur d'un poids. Au niveau du trochanter gauche, on incise un abcès gros comme une noisette, enchâssé dans la peau. A la pointe du triangle de Scarpa, on note la présence d'une petite induration profonde. Les abcès de la tête et de l'épaule gauche sont moins nombreux. On en incise deux de la grosseur d'un pois.

20 juin. — L'état intestinal reste le même; quatre selles par jour, tantôt liquides, tantôt mélangées. L'état général est mauvais, l'enfant est abattu; le ventre est ballonné, la langue humide. Calomel.

On incise un abcès superficiel à la région dorsale.

A la pointe du triangle de Scarpa, il existe aujourd'hui, à la place de l'induration que nous avons signalée le 16 juin, une tumeur fluctuante de la grosseur d'une noix. Mais cette tuméfaction est nettement limitée. Point de réaction inflammatoire périphérique, point de traînées de lymphangite.

23 juin. — La température monte à 38°. L'état général s'aggrave chaque jour. L'enfant pâlit, le visage s'allonge, devient anguleux ; le regard est fixe ; les yeux, sans éclat, sont enfoncés dans l'orbite ; il boit mal, et cependant la soif paraît vive, car dès qu'on lui donne le biberon, il fait quelques mouvements de succion très énergiques, mais se fatigue rapidement et s'arrête. L'émaciation est considérable. Il ne pèse plus que 4 kil. 265. La diarrhée ne s'est pas arrêtée. Les selles sont fétides ; le ventre est ballonné, dur, tympanique.

La langue est humide. Il ne vomit pas.

Très dyspnéique. Il a quarante-huit respirations à la minute ; mais on ne trouve rien dans les poumons.

La gorge est un peu rouge. Légère raideur de la nuque ; mais pas de signe de Kernig, pas d'inégalité pupillaire, pas de déviation des yeux.

L'abcès de la cuisse gauche suppure toujours abondamment. On met une mèche.

Diète hydrique. Lavage d'intestin, le 22. Bismuth, le 23.

24 juin. — Température 41°7 ce matin, 41°3 hier au soir.

Même état, facies plus abattu. Extrémités froides, lèvres cyanosées. Respiration toujours rapide. Râles sous crépitants aux bases. Pas de souffle.

L'enfant meurt à six heures du soir.

Autopsie. — Pas de liquide dans les plèvres. Les poumons sont emphysémateux, légèrement congestionnés aux bases.

Pas de tubercules, pas de foyer de bronchopneumonie.

Le cœur est normal.

Le foie est gros, manifestement graisseux, très congestionné.

La rate est grosse et dure.

Les reins paraissent sains, mais renferment de petits calculs criant sous le couteau.

L'intestin présente une vascularisation très prononcée.

Pas d'ulcération, pas d'infiltration des plaques de Peyer.

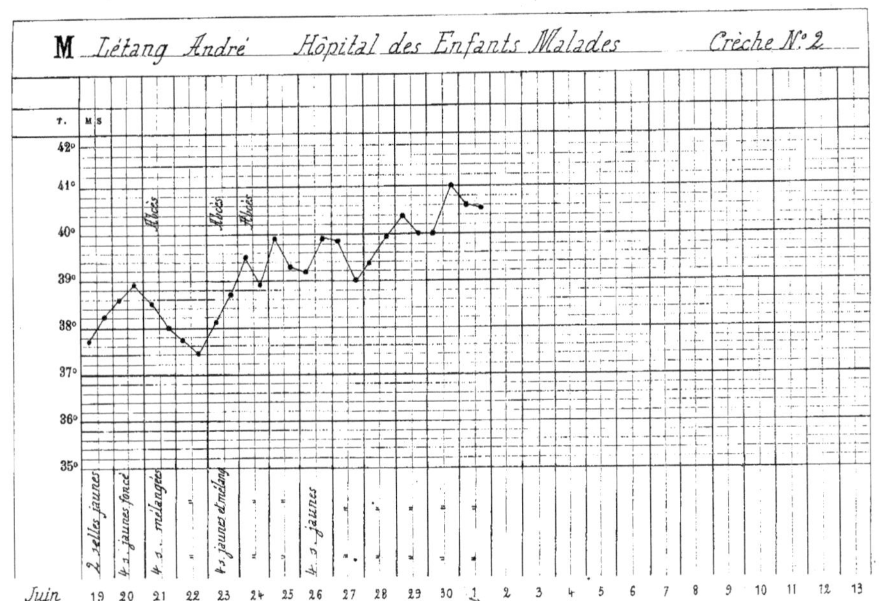
M Létang André   Hôpital des Enfants Malades   Crèche N.° 2
T. M S
42°
41°
40°
39°
38°
37°
36°
35°
Abcès
Abcès
Abcès
2 selles jaunes
4 s jaunes foncé
4 s mélangées
4 s jaunes et miélena
4 s jaunes
Juin 19 20 21 22 23 24 25 26 27 28 29 30 1 2 3 4 5 6 7 8 9 10 11 12 13
Juillet

On ne trouve de collections purulentes nulle part.
Aucune trace de tuberculose.

Cette observation est très intéressante, car voici un enfant rachitique et obèse qui, d'abord atteint d'abcès, résiste à l'infection staphylococcique tant que les fonctions intestinales restent à peu près normales ; mais des troubles aigus apparaissent ; la diarrhée s'établit, les selles deviennent vertes et fétides, et de nouvelles poussées d'abcès se manifestent aussitôt. L'état général de l'enfant s'aggrave de jour en jour et il succombe à l'infection intestinale qui, par suite de l'accroissement des lésions cutanées et par suite alors des toxines fabriquées par le staphylocoque, ne fit que s'aggraver.

Chez cet enfant encore, les troubles intestinaux aigus jouent un rôle très important dans l'apparition des foyers purulents, et ils sont une des causes de la mort ; mais, d'autre part, voici maintenant un enfant qui n'a à aucun moment présenté d'autres troubles digestifs apparents que la constipation, habituelle chez lui. La cachexie, cependant, a été rapide ; l'amaigrissement considérable, et il est mort de bronchopneumonie.

OBSERVATION N° XIV

Létang (André), cinq mois. — Le père et la mère se portent bien ; c'est leur premier enfant. Il est né à terme ; nourri au sein jusqu'à l'âge de deux mois, on le met ensuite au biberon.

Il prend dans les vingt-quatre heures plus d'un litre de lait stérilisé pur. Les tétées ne sont pas réglées.

Toujours fiévreux, très agité, il tousse depuis deux mois.

Au dire des parents, les fonctions digestives sont normales. Il entre le 19 juin 1902 pour des abcès multiples.

C'est un enfant de belle apparence, chez lequel l'embonpoint est exagéré. Il a des bourrelets graisseux aux poignets aux malléoles et aux cuisses; il pèse 6 kil. 820.

Les tibias sont légèrement incurvés, et le pied gauche a tendance à se mettre en varus.

Le thorax présente des articulations chrondocostales saillantes formant chapelet.

Le ventre est gros, légèrement étalé, souple; léger tympanisme.

Le foie et la rate ne sont pas sentis.

La fontanelle antérieure est largement ouverte et la masse cérébrale semble bomber à l'extérieur. Micropolyadénie dans les aines, surtout prononcée à gauche.

La température, depuis l'entrée, est régulièrement ascendante; elle atteint 39° le 20 juin. Aujourd'hui 21, elle tend à redescendre.

La peau du tronc est saine, mais érythème fessier très intense, ulcéré et vésiculeux.

Au niveau de la fesse gauche, en dedans de l'ischion, on incise un abcès sous-cutané de la grosseur d'un œuf de pigeon, et qui a passé inaperçu le jour de l'entrée. Il en sort un pus épais, très abondant et de bonne nature.

La respiration est rude. On entend quelques râles de bronchite généralisée. Pas de souffle. Pas de dyspnée.

Il boit bien, il prend sept fois 100 et 20.

Les selles, depuis l'entrée, sont jaunes, normales; cependant, aujourd'hui, il y a eu une selle mélangée.

23 juin. — La température, qui était descendue à 37°4, remonte aujourd'hui et atteint 38°7.

L'enfant maigrit.

Il est légèrement dyspnéique. Les râles, plus nombreux, sont plus fins, mais pas de souffle.

L'abcès, incisé à la fesse, est complètement cicatrisé ; la suppuration s'est tarie en trois jours. Mais, aujourd'hui, on note cinq nouveaux abcès sous-cutanés. Ces abcès sont très petits et peuvent passer inaperçus ; à peine se manifestent-ils par une teinte légèrement rosée de la peau ; pas de tuméfaction, pas de chaleur.

Mais, en passant la main à leur niveau, on sent dans la profondeur de petits nodules indurés de la grosseur d'un gros pois que l'on saisit facilement entre les doigts, et l'on voit alors le centre devenir blanc.

Ils siègent à la fesse gauche, à la cuisse gauche, à la cuisse droite, à la jambe droite, au creux poplité droit. Tous ces abcès sont incisés et donnent issue à un pus épais et de bonne nature.

La peau de la tête, saine à l'entrée, devient actuellement, par suite du frottement de la région occipitale sur les draps, le siège d'un érythème qui a tendance à se vésiculer.

Depuis deux jours, les selles sont un peu moins belles, légèrement mélangées.

24 juin. — La température dépasse 39°. Même état pulmonaire, même état intestinal.

On incise deux nouveaux abcès cutanés : l'un au niveau du trochanter gauche, l'autre à la région thoracique.

Le poids diminue considérablement : 6 kil. 100.

26 juin. — T. 40°. Dyspnée. Souffle au sommet droit en arrière ; foyer de bronchopneumonie.

Selles jaunes. Pas de vomissements.

Les abcès sont tous cicatrisés ; quelques abcès miliaires à la région occipitale. Enveloppement froid.

28 juin. — Même état pulmonaire, même état intestinal ; pas de nouveaux abcès. T. 39°.

Poids, 6 kil. 030. Cachexie prononcée ; peau terreuse ; facies fatigué.

1er juillet. — L'enfant meurt à onze heures du soir. La température est montée graduellement jusqu'à 40°9. Il succombe à sa bronchopneumonie.

L'autopsie n'a pu être faite.

Tels sont les faits que nous avons observés. En publiant ces observations, notre but a été de mettre en évidence la corrélation constante des troubles digestifs et des abcès des nourrissons, et de prouver ensuite la relation de cause à effet qui existe réellement entre ces deux ordres de troubles si différents en apparence.

D'abord, frappé comme M. Roulland par la coexistence des troubles aigus diarrhéiques et de ces poussées d'abcès, nous avons pu par la suite nous convaincre, en dépouillant nos observations, en étudiant les antécédents personnels de nos malades, que ces infections cutanées étaient bien plutôt dues aux troubles anciens du tube digestif et étaient en réalité une manifestation d'une viciation profonde de la nutrition.

Certes, les poussées d'abcès coïncident la plupart du temps avec des poussées diarrhéiques ; mais nous ne devons point voir là de simples troubles isolés et accidentels ; tous nos petits malades souffrent depuis longtemps : ce sont des dyspeptiques ; bien plus, quelques-uns d'entre eux présentent, comme nous l'avons bien fait remarquer, des manifestations plus sérieuses dues au ralentissement de la nutrition, du rachitisme, de l'obésité.

Mais, comment expliquer cette corrélation constante ? Quel est, en un mot, le lien qui unit d'une façon aussi intime ces troubles de la nutrition et de la peau ?

Les dermatologistes, nous l'avons vu, ont depuis longtemps constaté la latence de la dyspepsie dans les dermatoses, et M. Albert Robin, examinant 422 observations de dyspeptiques, trouva 129 de ces malades atteints de troubles fonctionnels ou de lésions de la peau : eczéma, furonculose, hyperhydrose, prurigo, dermatite exfoliatrice, séborrhée du cuir chevelu.

Etudiant alors systématiquement l'état clinique du tube digestif et le chimisme stomacal des malades atteints de dermatose, il trouva chez les uns de l'hyposthénie, chez les autres de l'hypersthénie, mais d'une façon constante, des fermentations gastriques.

Or, chez le nouveau-né, et surtout chez les enfants nourris au biberon, l'estomac est le siége de nombreuses fermentations.

L'alimentation artificielle est évidemment la cause première de ces troubles, car le tube digestif de l'enfant nouveau-né n'est pas fait pour digérer d'autre aliment que celui que lui réserve la nature : le lait de sa mère. Tous les autres laits ont une composition très différente de celui qu'il est apte à digérer ; moins riches en beurre, ils contiennent, en revanche, une quantité considérable de caséine. Ces laits ne subissent alors qu'une élaboration incomplète, très défectueuse : caséine, lactose, beurre, ne se transforment pas normalement, et le milieu digestif se trouve ainsi modifié par les résidus : il se fait des fermentations anormales.

On comprend ensuite aisément, et disons-le tout de suite, que par suite des manipulations que réclame l'allaitement artificiel, en plus des bactéries que renferme normalement le lait, de nombreux microorganismes peuvent pénétrer dans ce lait avant ou après son introduction dans le biberon ; et von Puteren a trouvé que, chez les nourrissons au lait de vache, le nombre des bactéries du contenu stomacal était vingt fois plus élevé que chez les enfants nourris au sein. Enfin, MM. Monti et Roger ont démontré expérimentalement que les putridités de l'intestin favorisaient le développement du staphylocoque.

De plus, par suite de sa moindre teneur en beurre, ce lait étant moins alimentaire, demande à être donné en plus grande quantité : la dilatation d'estomac en est la conséquence ; c'est ce que nous avons presque chaque fois constaté ; et, quels que soient les renseignements que puisse donner l'examen chimique du contenu gastrique, le premier rôle revient assurément à la dilatation mécanique, à l'atonie musculaire de la poche stomacale. (Robin.)

L'estomac, organe de passage constamment dilaté par les prises successives et fréquentes que l'on donne à l'enfant, perd peu à peu son élasticité et ne peut plus à aucun moment se débarrasser complètement de son contenu. Il se transforme en un vaste sac où s'accumulent les aliments.

Par suite de l'ingestion de quantités exagérées d'aliments, l'estomac ne peut, dit M. Bouchard, faire passer dans l'unité de temps, par toutes les phases de la métamorphose physiologique, une quantité de matières notablement supérieure à la ration normale, et livre ainsi aux émonctoires les produits imparfaits d'une élaboration imparfaite

De plus, par suite de la stagnation du lait dans l'estomac, il se produit constamment des fermentations anormales, des acides organiques, qui viennent s'ajouter encore aux toxines, aux poisons déjà si nombreux. L'estomac devient alors un véritable laboratoire de poisons qui sont sans cesse absorbés par l'organisme et passent dans le sang.

MM. Ludwig Bauer et Ernst Deutsch ont trouvé qu'il n'existait pas, dans le contenu stomacal d'enfants dyspeptiques ou atteints de gastroentérite, d'acide chlorhydrique libre; que l'acide chlorhydrique combiné était réduit au minimum ; mais que, par contre, il y avait beaucoup d'acide lactique et butyrique et un peu d'acide acétique.

Le trouble de la nutrition de l'individu entraîne de même des troubles dans les tissus. L'assimilation est pervertie ; il s'en suit un manque de résistance de l'organisme, et, consécutivement, il se produit des troubles de la désassimilation.

Cet acte organique, au lieu d'être régulier comme dans les conditions normales, se pervertit à son tour. Des produits de désassimilation incomplète, des acides organiques incomplètement brûlés, des graisses excrémentitielles sont alors créées. De plus, par suite de cette perversion de la nutrition, il se produit des substances nouvelles également toxiques, et ainsi se créent dans l'organisme, à côté des produits toxiques introduits dans l'économie par les aliments, des substances nocives formées aux dépens des tissus normaux. Ceci est le principe des auto-intoxications de M. Bouchard.

Par suite des fermentations acides qui se développent anormalement dans le tube digestif, l'alcalinité du sang diminue ; or, l'alcalinité du plasma est absolument nécessaire au parfait fonctionnement de l'individu, à l'état de santé. Au fur et à mesure que l'acidité apparaît, on voit fléchir la résistance de l'individu. La résistance cellulaire s'affaiblissant, la cellule devient moins apte à lutter contre l'envahissement des bactéries dont la virulence semble par là même accrue. Le mauvais état du terrain facilite alors l'infection.

Mais, de plus, on comprend que ces produits de désassimilation et ces substances toxiques, une fois produits, sont éliminés par tous les émonctoires de l'organisme ; on peut les retrouver dans les urines et les produits d'excrétion de la peau.

Dans toutes les circonstances de la nutrition retardante, dit M. Robin, les acides organiques peuvent ne pas être brûlés, l'alcalinité des humeurs diminue, l'acide urique augmente dans les urines, l'acide oxalique y fait son apparition. Dans ces cas, les acides gras volatiles s'éliminent par les sueurs ; ce qui explique les sueurs profuses que présentaient la plupart de nos petits malades. N'avons-nous pas aussi trouvé dans les reins de deux d'entre eux de petits calculs urinaires ?

Or, ne pourrait-on pas admettre que les abcès multiples cutanés et sous-cutanés que nous observons chez les dyspeptiques, chez des enfants dont la nutrition est nettement ralentie, sont dus à des décharges de toxines à travers la peau, à l'élimination des poisons formés dans le tube digestif qui, augmentant la virulence des staphylocoques normalement répandus à la surface de la peau, donnent alors lieu à la production de foyers purulents plus ou moins nombreux, plus ou moins disséminés ? Et l'on pourrait assimiler ces poussées d'abcès aux abcès critiques observés depuis longtemps à la suite de maladies graves, comme la fièvre typhoïde.

Leur siège, d'ailleurs, dans les glandes sébacées et sudoripares, semblerait aussi en faveur de cette assertion.

De plus, ne voyons-nous pas ces abcès se produire de préférence au moment des poussées aiguës de diarrhée, au moment évidemment où les toxines sont produites en plus grand nombre dans le tube digestif ?

Cette pathogénie explique donc la dissémination des foyers purulents en des points très éloignés du corps et la production de ces abcès par poussées. Et nous faisons des abcès multiples de la peau des nourrissons une manifestation d'un mauvais état général dû à un vice ancien de la nutrition.

Nous ne voulons pas par là nier l'évidence et contester la contamination directe, l'entrée des germes dans la peau à l'occasion d'un traumatisme, d'une lésion cutanée quelconque ; mais nous sommes convaincu que l'allure spéciale de l'infection est déterminée par le terrain spécial de l'individu.

Les microbes contenus dans la peau, à l'état normal, sont en général dépourvus de virulence, à moins que certains d'entre eux n'aient été apportés par des contacts récents avec des malades porteurs de staphylocoques virulents.

Le peu de virulence de ces staphylocoques saprophytes permet de comprendre la rareté relative des infections cutanées ; mais dès que les troubles digestifs apparaissent, dès que la résistance de l'individu diminue, les toxines éliminées réveillent la virulence des staphylocoques jusque-là inoffensifs, et les abcès se produisent alors avec une désespérante facilité.

L'âge même des enfants que nous avons observés semble confirmer ce que nous avançons. Sur les vingt-deux cas que nous avons recueillis dans le service de notre maître, le Dr Richardière, nous avons vu ces abcès se développer :

1 fois à 3 mois.	1 fois à 10 mois.
2 — à 4 —	1 — à 11 —
4 — entre 5 et 6 mois.	1 — à 12 —
2 — à 7 mois.	4 — à plus d'un an
4 — à 8 —	(entre 12 et 18 mois).
2 — à 9 —	

On voit par là que ces abcès sont plutôt rares avant cinq mois ; il faut, en effet, donner aux troubles digestifs le temps de s'établir et de vicier la nutrition de l'individu.

Nous avons aussi constaté que ces abcès étaient particulièrement fréquents chez les enfants nés de souche tuberculeuse ; nous avons trouvé des antécédents nettement tuberculeux chez six de nos petits malades. Il n'y a d'ailleurs là rien qui puisse nous surprendre, car ces enfants sont, pour la plupart, mis à l'allaitement artificiel dès la naissance ; et, déjà en état de moindre résistance par suite de leur tare héréditaire, ils sont plus exposés que tout autre aux troubles dyspeptiques.

Les éruptions d'abcès multiples à staphylocoques des nourrissons sont donc sous la dépendance des troubles digestifs. Telle est du moins notre opinion, et nous la tenons pour cliniquement exacte.

Il y a d'ailleurs longtemps que ces rapports ont été constatés pour les différentes dermatoses, et le Dr Millon, en 1893, a bien montré que la plupart des manifestations cutanées chez l'enfant : l'érythème fessier, l'impétigo, le prurigo, l'eczéma, étaient dus aux vices de la nutrition.

TROISIÈME PARTIE

—

ÉTUDE CLINIQUE

—

ÉTUDE CLINIQUE

CHAPITRE Ier

SYMPTOMES — MARCHE — ÉVOLUTION

Jusqu'ici, nous n'avons étudié ces abcès qu'au point de vue étiologique et pathogénique, et nous avons dû donner à cette deuxième partie un développement assez considérable, par suite des nombreuses théories qui ont déjà été émises.

Nous allons maintenant les étudier rapidement au point de vue clinique, sans nous y arrêter longuement, MM. Renault et Hutinel en ayant donné une description très complète.

Ces abcès peuvent se rencontrer dans toutes les classes de la société; mais, nous l'avons vu, ils sont beaucoup plus fréquents dans la classe pauvre, chez des enfants, en un mot, mal soignés, mal nourris et jouissant d'un hygiène déplorable.

Aussi fréquents chez les garçons que chez les filles, ils se développent de préférence à partir de six mois; mais, comme nous le verrons plus loin, il sont d'autant plus graves que l'enfant est plus jeune.

Ils peuvent siéger sur toutes les parties du corps; mais on les rencontre, de préférence, aux endroits découverts : au cou, au menton, aux joues ; aux endroits constamment mouillés, comme les fesses, les cuisses et le dos ; aux régions, enfin, qui sont le siège de frottements répétés, comme l'occiput.

Ils sont certainement plus rares à l'abdomen et à la région thoracique antérieure. Leur nombre est très variable ; quelquefois, l'abcès peut être unique ; mais, habituellement, on en compte de quinze à vingt ; dans certains cas, enfin, où la maladie se prolonge anormalement, on peut en compter cent, cent cinquante, et même davantage.

Habituellement, les enfants atteints d'abcès multiples de la peau portent plusieurs ordres de lésions, suivant le siège qu'ils occupent dans l'épaisseur de la peau. Ils sont épidermiques, dermiques ou sous-cutanés. Autrement dit, on les divise en deux classes : abcès superficiels et abcès profonds,

Les **abcès superficiels** se présentent sous deux formes :

Vésico-pustules.

Abcès superficiels proprement dits ou cutanés.

I. — *Vésico-pustules.* — Ce sont des lésions très superficielles caractérisées par de petites vésicules développées aux dépens de la couche du corps muqueux de Malpighi, qui se produisent par poussées successives et sont disséminées sur tout le corps.

Elles sont, en effet, habituellement très nombreuses. Leur volume est variable, mais ne dépasse pas la grosseur d'un petit pois ; ordinairement, ils se présentent sous l'aspect d'un grain de millet ou d'une grosse tête d'épingle.

Ce sont d'abord de petites vésicules transparentes, qui rapidement augmentent de volume, se troublent et deviennent transparentes au bout d'un jour ou deux. Ces vésicules évoluent rapidement; vers le troisième ou quatrième jour, elles s'ouvrent spontanément et laissent échapper quelques gouttes d'un pus bien lié, blanchâtre. Il reste à la place une petite ulcération qui se recouvre d'une croûtelle.

Ces éruptions vésiculeuses sont surtout fréquentes au cuir chevelu et aux fesses, où elles présentent des caractères particuliers.

Quelquefois, à la tête, elles sont tellement nombreuses, tellement confluentes, qu'elles s'accolent les unes aux autres, et, se recouvrant d'une croûte d'apparence unique, peuvent être prises pour de l'impétigo.

Aux fesses et aux cuisses, il se forme d'abord un érythème très intense sur lequel viennent se développer des vésicules et des pustules : c'est l'érythème vésiculeux que nous avons si souvent signalé dans nos observations.

Cet érythème, quelquefois, se recouvre de papules et prend alors l'aspect d'une lésion syphilitique. MM. Sevestre et Jacquet donnent à ces papules le nom de papules syphiloïdes post-érosives.

II. — *Abcès superficiels proprement dits ou cutanés.* — Il s'agit là, en réalité, de furoncles des nouveau-nés, qui ne diffèrent des furoncles de l'adulte, dit

M. Hutinel, qu'à cause de la laxité du tissu conjonctif, l'absence de bourbillon. Ces abcès, en effet, contiennent un pus bien lié, abondant, et évoluent en général sans chaleur, sans tension, et pour ainsi dire sans douleur. Ils se développent dans l'épaisseur du derme ; ils sont comme enchâssés dans la peau, et leur point de départ se trouve soit dans l'appareil pilo-sébacé, soit dans les glandes sudoripares ; les avis sur ce point sont très partagés. Pour MM. Escherich et Hulot, les collections purulentes se développent généralement au niveau d'un follicule pileux, plus rarement au niveau des glandes sudoripares.

Leur volume est très variable ; ils se présentent sous l'aspect d'un petit nodule induré variant du volume d'un pois à celui d'une grosse noisette.

L'évolution est rapide. Le premier jour, ce sont de petites nodules indurés, mobiles, sur le tissu cellulaire sous-cutané. La peau à leur niveau a conservé sa coloration normale ; elle est un peu rosée, légèrement chaude. Ils augmentent rapidement de volume, et le troisième jour ils se présentent sous l'aspect de petites tumeurs saillantes. La peau à leur niveau est rouge, violacée, amincie, et en les pressant entre les doigts, on voit apparaître au centre de chacune d'elles un point blanchâtre, indice de la suppuration. Si l'on incise l'abcès à ce moment, il en sort un pus abondant, et l'on est toujours étonné, en effet, de la quantité de pus qu'il renferme. Ce pus est bien lié, crémeux, souvent strié de sang.

La cicatrisation se fait d'habitude rapidement, en un

jour ou deux ; mais, pendant plusieurs semaines, il persiste à la place un point dur et ardoisé.

Mais si on laisse l'abcès évoluer seul, on voit au bout de quelques jours, quelquefois au bout de deux ou trois semaines seulement, un petit point blanc se former au centre de la tumeur, et bientôt la peau amincie, flétrie, laisse écouler le pus.

La cicatrisation est ordinairement plus lente : elle peut se faire en trois ou quatre jours ; mais ordinairement, et principalement au cuir chevelu, elle ne se fait pas, et l'on assiste à la formation d'ulcérations souvent très vastes, atones, à bords taillés à pic, déchiquetés et décollés, de couleur violacée.

Les abcès superficiels peuvent se résorber, mais c'est très rare. Ils arrivent habituellement à la suppuration.

Ils apparaissent, comme nous l'avons vu le plus souvent, par poussées successives, en nombre plus ou moins considérable, deux, huit, dix à la fois.

Ils évoluent habituellement sans symptômes généraux ; il y a quelquefois une élévation très légère de la température. L'enfant dort mal, il peut être agité la nuit. On constate enfin, se développant parallèlement, des troubles gastrointestinaux plus ou moins graves qui déterminent la diminution du poids, l'amaigrissement. Puis, dans les cas graves prolongés, apparaît la cachexie, qui doit être quelquefois mise aussi sur le compte de la résorption des toxines sécrétées par le staphylocoque.

Ce qu'il y a de remarquable, c'est qu'ils se développent sans déterminer de réaction inflammatoire de voisinage ; ils ne s'accompagnent pas habituellement de lymphangite, l'abcès étant pour ainsi dire enkysté dans le follicule pileux ou dans la glande.

Ils peuvent se montrer partout sur toute la surface du corps ; mais ils siègent de préférence au cou, aux fesses et aux cuisses, à la tête et au dos. Exceptionnellement, on en a signalé dans la bouche (Damourette), et M. Richardière en a observé un cas à la muqueuse anale.

Mais ces abcès présentent des caractères un peu particuliers, suivant la région où ils se développent. A la tête, nous l'avons vu, ils se recouvrent souvent de croûtelles et ressemblent alors à de l'impétigo.

A la nuque et au cou, ils déterminent facilement une réaction assez intense du côté du système lymphatique, et c'est là la caractéristique des abcès développés dans cette région. Les abcès entourent le cou à la façon d'un collier, se développant de préférence au niveau des plis de flexion, là où la peau est plus particulièrement fine, et l'on voit parfois un large placard rouge et chaud envahir tout un côté du cou. Puis les ganglions s'enflamment, deviennent saillants, et l'on sent de chaque côté du cou, à la région sous-maxillaire, de petits chapelets de ganglions durs, arrondis, roulant sous le doigt, nullement adhérents à la peau ; mais la réaction peut devenir plus intense, et l'on voit survenir de la suppuration.

Aux jambes, aux cuisses et aux fesses, enfin, les abcès se développent habituellement sur un fond érythémateux plus ou moins intense.

Abcès profonds, sous-cutanés. — Dans un sixième des cas, environ, on peut voir ces abcès se développer dans les couches les plus profondes du derme, et surtout dans le tissu cellulaire sous-cutané ou intermusculaire.

Leur évolution est particulièrement lente. Leur extension se fait surtout aux dépens du tissu sous-cutané, et ils siègent de préférence dans les régions les plus riches en tissu cellulaire lâche.

Ils se manifestent par une tuméfaction profonde, sous forme de petits nodules indurés, peu ou pas douloureux, et qu'on ne peut découvrir que par une palpation minutieuse et profonde.

La peau qui les recouvre est saine, lisse, et a conservé sa coloration normale, et ce n'est qu'au bout d'un jour ou deux qu'ils deviennent perceptibles à l'extérieur. Ils prennent alors les caractères des abcès superficiels, mais ils perdent leur mobilité ; la base semble élargie et très dure ; la peau rougit à sa surface et devient violacée. Puis, s'amincissant progressivement, elle semble prête à se rompre ; mais ils peuvent rester dans cet état pendant des semaines, et ressemblent alors à s'y méprendre à des gommes tuberculeuses ou syphilitiques.

Si on laisse ces abcès évoluer d'eux-mêmes et arriver à ce stade, fatalement ils s'ouvrent spontanément ; il en sort un pus verdâtre, abondant, bien lié, crémeux, ayant tous les caractères du pus des abcès chauds. Les bords de l'ulcération sont nets et réguliers, et la cicatrisation peut se faire spontanément en

cinq ou six jours ; mais il peut s'établir aussi une
fistule, et la suppuration persistante affaiblit le
malade.

Souvent, et surtout lorsque ces abcès siègent en des
régions très riches en tissu cellulaire ou sujettes à une
double pression, comme à l'occiput, la cicatrisation se
fait attendre ; ils restent fistuleux, s'accompagnent de
décollements étendus. C'est ce que nous avons constaté
dans l'une de nos dernières observations.

Si, au contraire, on donne issue au pus dès que la
suppuration est devenue évidente, la cicatrisation se
fait assez rapidement en trois ou quatre jours, et la
guérison s'obtient aussi rapidement que pour les abcès
superficiels, laissant à leur place une petite induration
ardoisée. Mais, dans certains cas, il reste à la place
une ulcération profonde sans tendance à la guérison ;
et l'on a pu voir, principalement au cuir chevelu, dans
des cas heureusement fort rares, la peau se nécroser
tout autour de la fistule et former de vastes escharres
qui, en tombant, laissent à leur place de larges ulcérations qui peuvent arriver à dénuder l'os.

Habituellement, l'abcès se collecte sourdement,
sans réaction périphérique, et peut même passer
quelque temps inaperçu, comme nous l'avons dit.
Mais il est ordinairement entouré de vésicules ou de
vésico-pustules, ou d'autres abcès enfin plus ou moins
gros, plus ou moins profonds, qui apparaissent par
poussées successives, revenant à intervalles plus ou
moins longs.

Energiquement traitée, l'infection sous-cutanée cède

assez vite ; les abcès deviennent de moins en moins
nombreux, de moins en moins volumineux ; mais,
d'autres fois, ils sont d'une persistance désespérante,
et l'on voit l'infection durer plusieurs mois.

L'enfant, alors, s'affaiblit ; l'état général devient
médiocre. Ils s'accompagnent, en effet, plus souvent
que les abcès superficiels, de phénomènes généraux.
La fièvre devient plus intense, se manifestant à chaque
poussée nouvelle d'abcès.

Les troubles intestinaux concomitants sont plus prononcés, beaucoup plus sévères, et l'on assiste parfois
à des infections secondaires dues à la virulence plus
grande des colibacilles.

La langue est saburrale, l'appétit complètement
perdu ; mais la soif est vive, et les enfants se jettent
avidement sur leur biberon ; et l'on peut voir alors
apparaître les symptômes méningitiques : de la raideur de la nuque, des contractures, des troubles ocu-
laires, des convulsions.

Mais il n'en est pas toujours ainsi ; d'autres fois, en
effet, l'affection paraît moins aiguë, moins bruyante ;
l'enfant continue à prendre le biberon ; la température
reste normale ou atteint de temps à autre 38° le soir.
Cependant, l'enfant dépérit ; le poids diminue progressivement de jour en jour ; le facies s'émacie, devient
anguleux : cachexie due à l'infection chronique et
lente du tube digestif et à l'absorption des poisons,
des toxines qui prennent naissance dans les fermentations du tube digestif, ou qui sont fabriquées à la
surface de la peau par les staphylocoques. Ces prin-

cipes entravent la nutrition, infectent tout l'organisme et affaiblissent chaque jour sa résistance ; l'enfant meurt sans secousses, par incapacité de vivre, abandonnant alors la lutte (dit M. Hulot). Cette forme s'accompagne le plus souvent de complications.

CHAPITRE II

FORMES CLINIQUES

Les abcès multiples des nourrissons se présentent sous des aspects si variés qu'il est très difficile de les ramener à des formes cliniques nettement définies. Il est impossible de faire rentrer chaque cas particulier dans un cadre déterminé, car l'apparition et l'évolution des foyers purulents varient suivant l'individu sur lequel ils se développent, et principalement suivant l'état intestinal de chacun, suivant que l'enfant a à lutter contre des troubles aigus, accidentels et récents, ou contre des troubles anciens, chroniques, ayant depuis longtemps déjà déterminé un affaiblissement général, un ralentissement de la nutrition.

On a tenté de les classer suivant le pronostic et de les diviser en forme bénigne et forme grave, ou bien encore, suivant la durée de l'évolution, et certains auteurs ont décrit une forme aiguë et une forme chronique.

Cette dernière classification nous paraît encore la meilleure ; mais si la forme chronique nous paraît nettement délimitée, il n'en est plus de même de la forme aiguë, qui se confond facilement avec la forme pyohémique, et la pyohémie doit être regardée bien plutôt comme une complication.

Ces abcès se présentent, en effet, le plus souvent sous deux formes différentes : la forme commune, chronique, torpide, et la forme pyodermique, rare, plus sévère.

I. — La **forme commune**, celle que nous observons le plus fréquemment, se présente à nous suivant deux aspects fort différents, suivant que l'éruption est discrète ou confluente.

Dans la *forme discrète*, la plus bénigne de toutes, on voit apparaître, à la suite d'un écart de régime, l'enfant paraissant en bonne santé, quelques vésico-pustules, trois ou quatre abcès peu volumineux, ordinairement superficiels, et qui, si l'enfant se trouve dans des conditions hygiéniques suffisantes, évoluent rapidement vers la guérison.

Si l'on intervient rapidement, si l'on a la précaution de ne pas laisser ces abcès s'ouvrir seuls, de les inciser aussitôt que la suppuration est devenue évidente, de les bien panser, et surtout de réglementer les tétées, l'affection ne dure que quelques jours.

Mais, malheureusement, ces abcès, encore mal connus, sont fréquemment pris pour des abcès froids tuberculeux ; on se garde bien de les ouvrir, et, par suite, cette forme n'est le plus souvent que le prélude de *la forme confluente*, forme évidemment la plus fréquente, celle que nous avons presque toujours observée chez les nourrissons hospitalisés à l'hôpital des Enfants malades.

Souvent, ces abcès, au nombre de deux ou trois au début, sont négligés par les parents. Ils les laissent évoluer seuls. Au bout de cinq ou six jours, quelquefois davantage, ils s'ouvrent spontanément ; le pus est alors promené par l'intermédiaire des langes et des draps sur le corps de l'enfant. S'il est résistant, si les troubles digestifs ne sont pas trop intenses, si la peau est saine, l'infection s'arrête et l'enfant continue à profiter. Mais s'il est affaibli par des troubles plus ou moins anciens, s'il vient à se produire à ce moment une aggravation des troubles accidentels, nous voyons alors les abcès se généraliser, se développer par poussées en des points très différents, très éloignés les uns des autres, et nous pouvons en compter trente, cinquante, cent, quelquefois bien davantage : à la forme discrète a succédé la forme confluente.

Ces abcès sont parfois si nombreux que le corps de l'enfant peut se trouver déformé. M. Hallopeau en a présenté une jolie reproduction en 1894 à la Société de dermatologie.

Mais cette forme confluente peut aussi s'établir d'emblée ; elle est beaucoup plus rare, il est vrai ; mais nous avons pu en observer un bel exemple, l'été dernier, chez un enfant à qui nous avons incisé plus de cent vingt abcès. Ces abcès se produisaient chaque jour par poussées de cinq à huit, de volume variable, allant de de la simple vésico-pustule toute superficielle à l'abcès profond. Au bout de quelques jours, le corps fut couvert de lésions à divers stades de leur évolution. Ces abcès évoluaient sans fièvre et n'étaient accompagnés que de troubles digestifs peu intenses ; la diarrhée alternait avec la constipation.

Les symptômes généraux de la forme chronique sont, en effet, peu marqués. L'enfant est pâle et anémié, sans que son embonpoint souvent en soit modifié. Tout dépend de l'état de l'enfant. Robuste, résistant, soigné dans de bonnes conditions, il résistera facilement; mais chétif et maigre, affaibli par la diarrhée ou les vomissements, il dépérira, mourra de cachexie, ou bien sera emporté par une complication pulmonaire quelconque.

II. — **La forme pyodermique** est moins nettement limitée. Aux abcès s'ajoutent d'autres lésions de la peau ; nous voyons apparaître, à côté d'abcès superficiels et surtout profonds, une éruption confluente d'abcès miliaires, de petites vésicules purulentes, des bulles de pemphygus, des placards d'eczéma, de l'impétigo. Le staphylocoque a une virulence beaucoup plus grande.

Les abcès évoluent rapidement vers la suppuration ; mais la cicatrisation est lente ; ils ont peu de tendance à la guérison. Incisés; ils se reforment rapidement; la suppuration est abondante, et nous assistons à la formation de foyers phlegmoneux.

La peau tout entière est rapidement envahie par la suppuration : le pus engendre le pus.

Les symptômes généraux sont alors plus graves, la fièvre est souvent très élevée ; elle dépasse 38° et peut atteindre 40°. L'enfant est agité, grognon. L'appétit est diminué, mais la soif est intense. Le facies est grippé, anxieux, le regard vague. Les troubles intestinaux sont particulièrement graves ; les selles sont liquides, vertes, fétides, le ventre est ballonné ; la langue, d'abord blanche, devient sèche, et si un traitement intensif n'est pas institué à temps, l'enfant succombe à l'infection intestinale ; car il peut d'autant moins résister à cette infection qu'il est déjà très affaibli , cachectisé par la résorption des toxines que sécrètent les staphylocoques à la surface de la peau.

Voici, d'ailleurs, une observation de staphylococcie cutanée que nous devons à l'obligeance du Dr Durand-Viel, alors interne de M. Richardière.

OBSERVATION N° XV

Beiss (Gaston), treize mois, entré le 6 avril 1901, salle Blache. -- Entré pour des quintes de toux avec cyanose et diarrhée.

Biberon depuis l'âge de quatre mois.

Diarrhée.

Pas de température. Embonpoint.

Quatre dents. Epiphyses radiale et cubitale inférieures très grosses. Fontanelles non fermées.

Abdomen gros, souple et indolore.

Quelques râles sous-crépitants aux deux bases.

Les jours suivants, toux coqueluchoïde sans reprise ; apyrexie.

20 avril. — 40° de température. Les yeux et le nez coulent.

Pas d'érythème sur le voile du palais.

21 avril. — 37°. Pas de dyspnée.

Diarrhée. Pas d'éruption de rougeole.

11 juin. — Staphylococcie cutanée.

Vésicules épidermiques purulentes.

Abcès sous-cutanés localisés à la face et au cou.

Croûtes d'impétigo : tête, face.

Levure de bière, un quart de cuillerée à café.

23 juin. — T. 40°, variable. Bronchopneumonie à gauche. Selles liquides.

1er juillet. — Un peu de souffle en avant à gauche. En arrière, râles ronflants.

6 juillet. — Oscillations de la température entre 38° et 39°. Dermite simple occupant les lombes, les fesses, la face postérieure des cuisses et la région périnéale.

Erythème simple.

Erythème vésiculeux et vésiculo-érosif.

Abcès sous-cutanés au cuir chevelu.

A la face, quelques pustules discrètes d'impétigo.

Bulles de pemphygus au dos.

Etat général très mauvais : facies grippé, émaciation considérable, langue sèche.

8 juillet. — Bains boriqués.

La levure de bière n'a donné aucun résultat. Mort.

Quant à la forme pyohémique décrite par certains auteurs comme forme suraiguë de cette infection cutanée, nous pensons que l'on doit bien plutôt la considérer comme une complication, au même titre que la bronchopneumonie et les infections intestinales.

CHAPITRE III

———

COMPLICATIONS

Les complications sont très fréquentes, en effet, et peuvent atteindre tous les organes.

Les organes des sens sont fréquemment atteints.

Par suite de la présence du pus sur les vêtements de l'enfant, sur son oreiller, sur ses draps, on comprend combien est facile l'infection directe ; chez les enfants porteurs d'abcès du cuir chevelu, de la figure, de la nuque, le pus se trouvant alors directement en contact avec les muqueuses ou pouvant être apporté par les doigts du petit malade.

Les *conjonctivites*, les *blépharites*, les *kératites* signalées par certains auteurs ne reconnaissent pas d'autre origine. N'avons-nous pas vu aussi, dans la thèse de M. Damourette, des stomatites diphtéroïdes se développer chez des enfants dont la mère était atteinte de galactophorite, et qui absorbaient un lait contaminé ?

Certains auteurs ont encore signalé des amygdalites, des abcès rétro-pharyngiens ; mais ces complications sont évidemment rares et ne doivent pas nous arrêter.

Il n'en est pas de même des *adénites* et des *adéno-phlegmons*. Nous avons vu, en décrivant l'évolution et les symptômes de ces abcès, combien était fréquent le retentissement ganglionnaire lorsque l'éruption siégeait à la tête et au cou. Il n'y a là rien qui doive nous surprendre ; n'avons-nous pas vu plus haut les germes pyogènes pénétrer dans les lymphatiques de la peau et être entraînés par la lymphe vers les ganglions ?

Or, sur leur passage, ils peuvent déterminer de la lymphangite et des abcès lymphangitiques.

Arrivés dans les ganglions, ils peuvent être détruits, englobés, par les cellules lymphatiques, la phagocytose y étant très énergique. La pénétration des staphylocoques dans les ganglions détermine alors ces gonflements passagers que nous constatons au cou, à la région sous-maxillaire. Mais on comprend que si dans cette lutte les staphylocoques viennent à triompher, il puisse en résulter une adénite suppurée. Si l'inflammation s'étend au tissu cellulaire périphérique, on voit de plus se développer un adéno-phlegmon.

La suppuration de ces adéno-phlegmons est lente à se tarir, la cicatrisation se fait mal, et il persiste une fistule qui est très longue à se fermer. (Observation n° IV : Andrée Bar.)

Mais les complications les plus fréquentes sont évidemment les complications pulmonaires et intestinales.

La plupart des enfants que nous avons observés présentaient en effet de la *bronchite*, de la *congestion* des bases, de la *bronchopneumonie*.

Lorsque la bronchopneumonie se déclare, la terminaison est fatale ; nous l'avons observée sept fois, et chaque fois cette complication a été mortelle. Elle succède habituellement à la bronchite. Elle s'accompagne de fièvre et de dyspnée. La température atteint 40°, 41°. A l'auscultation on entend des râles muqueux, des râles fins sous-crépitants et du souffle expiratoire.

A l'autopsie, les lésions pulmonaires sont multiples, les bronches sont gorgées de pus, le poumon est farci de noyaux d'hépatisation rouge plongeant au fond de l'eau ; sur les bords antérieurs, enfin, on note habituellement de l'emphysème.

La pathogénie de ces bronchopneumonies est aujourd'hui bien connue. Elles sont dues à la pénétration des staphylocoques virulents dans les voies aériennes. Mais ils peuvent pénétrer directement, être ingérés ou inhalés avec les poussières que nous respirons ; témoins ces épidémies de bronchopneumonie dans les salles d'hôpital, où se trouvent des foyers de suppuration ; ou bien elles ne sont qu'une modalité clinique de la pyohémie : l'infection se faisant par la voie sanguine.

Les *troubles gastro-intestinaux*, enfin, que nous constatons toujours au début ou au cours de l'évolution des abcès multiples, prennent parfois une telle intensité qu'ils peuvent entraîner la mort. C'est ainsi que nous voyons quelquefois au cours d'une dyspepsie, qui jusque-là ne s'était manifestée que par de simples régurgitations ou quelques vomissements ou des alternatives de constipation et de diarrhée, la température monter progressivement et atteindre 39°, puis 40° ; les vomissements devenir incessants, la diarrhée s'installer définitivement abondante, verte, puis séreuse et fétide.

Puis les yeux s'excavent, le regard devient fixe, sans éclat ; il y a parfois de la déviation des yeux, de la raideur de la nuque, des contractures, des convulsions ; les extrémités se refroidissent, les lèvres se cyanosent, la langue devient sèche, la soif est intense et l'enfant meurt au bout de deux ou trois jours.

Ces infections intestinales sont dues aux colibacilles dont la virulence se trouve subitement exaltée par les toxines sécrétées par les staphylocoques ; MM. Mosny et Marcano ont démontré, en 1894, que l'introduction des toxines de staphylocoques dans l'économie pouvait provoquer la sortie hors de l'intestin des microbes qui s'y rencontrent à l'état normal. L'on comprend alors aisément la gravité particulière de ces gastroentérites qui peuvent devenir le point de départ d'infection générale colibacillaire. M. Hulot en rapporte trois cas très intéressants dans sa thèse.

Mais la complication la plus grave de toutes est évidemment la *pyohémie*. Elle est due à la pénétration des staphylocoques dans la circulation sanguine. Nous ne reviendrons pas ici sur le mode de pénétration des germes pyogènes dans le sang, ni sur le chemin qu'ils doivent parcourir normalement ; nous avons longuement étudié cette question au chapitre de l'étiologie.

Au cours d'une staphylococcie jusque-là bénigne, on voit la température s'élever brusquement à 40°, 41° et même 42°. L'enfant, très abattu, tombe dans la prostration ; les traits se tirent, les yeux s'excavent, le nez s'effile ; puis apparaissent alors les grandes oscillations thermiques des infections purulentes. Tous les organes sont infectés ; la dyspnée apparaît, la broncho-pneumonie se déclare, la diarrhée s'installe, la langue devient sèche, et l'enfant meurt de pyohémie.

Pendant la vie, on peut trouver le staphylocoque en liberté dans le sang ; mais sa recherche, nous l'avons vu, est des plus délicates.

A l'autopsie, on trouve des staphylocoques à l'état de pureté dans le sang, puis isolés ou collectés dans tous les organes.

CHAPITRE IV

PRONOSTIC ET DIAGNOSTIC

On comprend facilement que *le pronostic* ne peut être posé d'emblée, car si l'affection en elle-même est bénigne, si les abcès ne s'accompagnent pas ordinairement de réactions inflammatoires, nous croyons avoir assez insisté sur l'état général des enfants ordinairement atteints d'abcès multiples et sur la possibilité et la fréquence même des complications pour que l'on voie immédiatement combien il doit être réservé.

Le pronostic varie, en effet, suivant l'état antérieur de l'enfant, suivant sa résistance, suivant la durée de l'infection et suivant le milieu dans lequel il se trouve.

Il est bien évident qu'un enfant fatigué par de nombreuses maladies antérieures, mis en état de moindre résistance par suite d'une tare héréditaire syphilitique ou tuberculeuse, souffrant depuis longtemps, depuis plusieurs mois déjà, de troubles dyspeptiques, ne peut faire les frais d'une suppuration quelquefois très abondante.

L'âge du nourrisson, du petit malade, a une importance considérable aussi au point de vue du pronostic. Plus les enfants sont jeunes, plus ils sortent difficilement vivants des infections à staphylocoques, beaucoup plus graves, beaucoup plus difficiles à déraciner. La persistance des accidents est, en effet, des plus fâcheuses pour l'enfant ; car, si au début il supporte bien toutes ces suppurations, il finit à la longue par s'épuiser ; il se cachectise. Les staphylocoques, rendus à la longue de plus en plus virulents, sécrètent des substances toxiques solubles qui, non seulement peuvent déterminer la production de foyers purulents secondaires, mais favorisent, comme nous l'avons vu, le développement des germes contenus dans l'intestin et mettent alors l'enfant à la merci de la moindre complication. De plus, ils peuvent mourir de toxémie.

Nous avons dit, au début de notre travail, combien était rare cette affection dans la classe aisée, chez les enfants bien entretenus, bien nourris, jouissant d'une hygiène bien comprise, jouissant du soleil et de l'air si utiles au développement du nouveau-né. Nous ne voulons pas dire par là qu'ils ne se développent que dans la classe ouvrière ; on peut les observer chez des enfants très bien soignés ; mais ils sont habituellement discrets et n'arrivent que rarement à la généralisation que nous observons si souvent dans les services hospitaliers.

Le séjour à l'hôpital est, en effet, des plus funestes pour des enfants de cet âge, et sur les vingt-deux cas que nous avons observés à la crèche des Enfants malades, dix-huit enfants sont morts. Il faut évidemment mettre là en cause le séjour prolongé dans une atmosphère viciée, au milieu de germes virulents, car M. Brunier qui, à la polyclinique Henri de Rothschild, eut l'occasion de traiter un certain nombre d'enfants sortant également de la classe ouvrière, dit n'avoir pas enregistré de décès. Nos petits malades, il est vrai, mouraient, pour la plupart, à la suite de bronchopneumonie ou d'infection intestinale ; quelques-uns même d'entre eux ont contracté la rougeole.

Le *diagnostic* est habituellement facile. La coloration violacée, cependant, de ces abcès, leur évolution lente, les ont fait prendre longtemps pour des lésions syphilitiques ou tuberculeuses. Nous ne reviendrons pas ici sur cette discussion ; nous l'avons étudiée assez longuement au chapitre de l'étiologie.

Les *gommes syphilitiques* sont rares chez les enfants et s'accompagnent généralement d'autres lésions spécifiques. Elles ne sont jamais aussi nombreuses. Elles évoluent beaucoup plus lentement, et lorsqu'elles sont ouvertes, elles laissent une ulcération généralement assez longue à se cicatriser. Le pus est grumeleux au lieu d'être crémeux et bien lié ; habituellement stérile.

Le traitement spécifique, d'ailleurs, les guérit rapidement, et l'on retrouve toujours dans l'examen des parents et des collatéraux des antécédents spécifiques.

Les *gommes tuberculeuses* sont évidemment un peu plus fréquentes, mais elles sont aussi moins nombreuses que les abcès ordinaires. Leur évolution est également plus lente : elles mettent de longues semaines avant de s'ulcérer, et le pus qui s'en écoule est épais et caséeux. Une fois vidées, il reste à la place une ulcération à fond jaunâtre, à bords déchiquetés, décollés, et il se forme le plus souvent une fistule qui est assez longue à guérir. Enfin, l'examen microscopique fait découvrir le bacille de Koch.

Dans les quelques cas, bien rares il est vrai, où le diagnostic reste en suspens, M. Hutinel, enfin, conseille l'injection de tuberculine.

Le diagnostic des abcès superficiels est encore plus facile. On ne les confondra pas avec la *varicelle*, le *pemphygus*, la *dermatite herpétiforme*, qui, aussi, se présentent sous forme de vésicules.

Le plus souvent, en réalité, le diagnostic est des plus faciles, et l'on évitera facilement les causes d'erreur par l'interrogatoire minutieux des parents et par l'examen bactériologique, qui révèlera la présence constante du staphylocoque et l'absence du bacille de Koch.

CHAPITRE V

PROPHYLAXIE ET TRAITEMENT

Le **traitement prophylactique** joue dans cette affection de la première enfance un rôle de la plus haute importance.

Il consiste presque exclusivement en prescriptions hygiéniques.

Il faut avant tout surveiller attentivement l'*alimentation* de l'enfant dans sa première année, qu'il soit élevé au sein, au biberon ou au lait stérilisé, et le réglementer d'une façon rigoureuse. Si l'enfant est élevé au biberon, il faut éviter de lui donner le lait pur avant le sixième mois.

Il faut, en un mot, éviter l'apparition des troubles digestifs. Nous n'insisterons pas sur les soins minutieux que réclament l'allaitement artificiel, la préparation du lait, l'entretien du biberon et surtout de la tétine.

Après un an ou deux, il faut régulariser l'hygiène alimentaire et ne permettre aux enfants que du lait, des œufs, des farines alimentaires, et proscrire absolument la viande, le vin, le café.

L'hygiène corporelle doit être très rigoureuse.

L'enfant doit être baigné tous les jours afin d'exciter le bon fonctionnement de la peau et de débarrasser l'épiderme des impuretés si nombreuses qui se trouvent à sa surface.

On donnera des bains d'eau bouillie ou d'eau boriquée (1 kilogramme pour une baignoire d'enfant à 36 ou 37°).

Si la balnéation est impossible, on fera sur le corps des onctions à la vaseline naphtolée à 10/100. Il faut enfin insister sur la propreté de la tête des nouveau-nés ; combien de mères, hélas ! respectent avec amour cette crasse du cuir chevelu où pullulent les microbes pyogènes qui nous entourent, et parfois même des poux ?

Les langes, les draps, les oreillers, en un mot tout ce qui touche à l'enfant, doit être tenu le plus proprement possible.

On évitera de laisser les enfants macérer dans l'urine ou les matières fécales ; on les changera fréquemment dans la journée, et chaque fois on les saupoudrera avec la poudre suivante employée à l'hôpital des Enfants malades :

Poudre de talc. . . . . ⎱ ââ 4 parties
Poudre d'amidon. . . . . . . ⎰

Sous-nitrate de bismuth. . . . ⎱ ââ 1 partie
Oxyde de zinc. . . . . ⎰

Il faut, enfin, insister sur l'aération et promener les enfants dans la journée, ou tout au moins tenir les fenêtres ouvertes, car les infections staphylococciques se développent surtout chez les enfants vivant à l'étroit confinés dans des chambres plus ou moins salubres où l'air et la lumière font défaut

Le traitement local consiste dans l'incision précoce des abcès.

Dès que les abcès sont formés, il faut les ouvrir par simple ponction au bistouri. Certains auteurs conseillent l'igniponcture et disent s'en être très bien trouvés.

On est toujours étonné de la quantité de pus qu'ils contiennent. Il faut intervenir le plus tôt possible, dès que la suppuration est évidente ; sans cela, la cicatrisation se fait mal ou se produit bien plus lentement, et souvent même elle ne se fait pas.

Sur les abcès incisés, on fait un pansement à l'eau boriquée, et en deux ou trois jours, la cicatrisation est faite.

Mais si la suppuration persiste, on remplace alors l'eau boriquée par le permanganate de potasse à 0,25 centigrammes par litre d'eau bouillie. Dans les cas de suppuration très abondante, enfin, on se trouvera bien de la solution de sublimé faible à 0,25 pour 1,000 grammes d'eau bouillie.

Il est bon, en tous cas, de donner chaque jour un bain d'eau boriquée ou de permanganate de potasse.

Certains auteurs préfèrent les pansements secs et occlusifs et préconisent l'emplâtre rouge de Widal ; d'autres, enfin, préfèrent le pansement humide qu'ils laissent en place pendant vingt-quatre heures, et ensuite saupoudrent les abcès avec une des poudres suivantes :

Lycopode. . . . .) ââ 50 grammes.
Oxyde de zinc. . . . . .)
Salol . . . . 5 grammes.
Amidon . . . .)
Talc . . . . } ââ 100 grammes.
Acide borique. . . . . .)

Talc . . . .)
Sous-nitrate de bismuth . } ââ 150 grammes.
Acide borique. . . . . .)

Tel est le traitement curatif.

Mais il est certaines prescriptions que l'on doit faire suivant les cas, afin de lutter contre les accidents passagers.

Contre les troubles digestifs, le premier soin est de régler l'alimentation ; si la diarrhée est trop intense, diète hydrique pendant vingt-quatre heures, puis calomel à la dose de 0,01 par mois d'âge ; si les vomissements sont fréquents, lavage d'estomac.

Contre les troubles pulmonaires : bains chauds, bains tièdes, enveloppements froids, potion alcoolique.

On se trouve parfois bien des injections de sérum artificiel ou d'huile camphrée.

CONCLUSIONS

I. — Le staphylocoque vit à l'état de saprophyte à la surface et dans la profondeur de la peau des enfants.

Il pénètre dans le derme à la faveur de la moindre éraillure du tégument, de la moindre irritation de la peau, et peut y déterminer des abcès multiples s'il est virulent ou s'il se trouve dans des conditions favorables à son développement.

II. — Mais la porte d'entrée des germes pathogènes ne peut souvent pas être découverte ; ils peuvent donc se développer primitivement, et certains auteurs les ont considérés comme une manifestation de la tuberculose ou de la syphilis.

Cette affection est bien en réalité sous la dépendance d'un trouble profond de l'économie dû à la viciation de la nutrition, au même titre que l'urticaire, l'eczéma, le prurigo, l'impétigo, la furonculose, etc...

Presque tous les enfants porteurs d'abcès multiples sont des dyspeptiques.

III. — Les altérations cliniques du tube digestif et

du chimisme gastrique sont difficiles à constater ; mais l'on rencontre constamment la dilatation de l'estomac et la production des fermentations lactique et butyrique. De plus, par suite de son atonie musculaire, l'estomac devient un véritable laboratoire de poisons, qui : 1º diminuant l'alcalinité du sang, affaiblissent la résistance de l'organisme, et 2º s'éliminant par les émonctoires de la peau, réveillent la virulence des staphylocoques saprophytes jusque-là inoffensifs.

IV. — Les abcès multiples des nourrissons sont superficiels ou profonds ; ils se présentent sous deux formes cliniques différentes : la forme commune chronique et la forme pyodermique.

V. — Les symptômes réactionnels et la température sont presque toujours peu marqués ; mais la staphylococcie cutanée est pour l'enfant une cause éminemment cachectisante, l'exposant par là même plus que toute autre à diverses complications qui, comme la bronchopneumonie, la gastroentérite et la pyohémie, entraînent le plus souvent la mort.

De plus, les staphylocoques peuvent aussi être l'origine de toxines qui, absorbées au niveau de la peau, déterminent des toxémies lentes ou rapides, souvent mortelles, à cause des infections secondaires qu'elles déterminent.

VI. — Le traitement est prophylactique et local ; il consiste surtout en soins hygiéniques et dans la réglementation de l'allaitement.

L'incision des abcès doit être précoce et l'on doit éviter de les laisser évoluer spontanément.

Une fois incisés, soit au bistouri, soit au thermo-cautère, il faut les recouvrir d'un pansement humide à l'eau boriquée, au permanganate de potasse ou au sublimé.

Vu :

Le Président de la Thèse,

P. BROUARDEL.

Vu :

Le Doyen,

M. DEBOVE.

Vu et permis d'imprimer :

Le Recteur de l'Académie de Paris,

L. LIARD.

BIBLIOGRAPHIE

Ausset. — Leçons cliniques sur les maladies des enfants (2° série).

— Echo médical du Nord, 1897.

Billard. — Traité des maladies des enfants nouveau-nés et à la mamelle (page 178).

Bouchut. — Abcès multiples des nourrissons. (Gazette des Hôpitaux, 1876).

Budin. — Bulletin de l'Académie de Médecine, 1889-92-93.

Bernheim. — Centralblatt, für Bakter, 1894.

Bouchard. — Leçons sur les auto-intoxications.

Brouardel et Gilbert. — Traité de médecine et de thérapeutique.

Brunier. — Thèse de Paris, 1901.

Brindeau. — Société obstétricale, avril 1896.

Charrin. — Semaine médicale, mars 1896.

— Les défenses naturelles de l'organisme : leçons faites au Collège de France, 1898.

Comby. — Dilatation de l'estomac chez les nourrissons. (Société médicale des Hôpitaux, 1898).

Couder. – Revue des maladies de l'enfance, 1890.

Damourette. — Thèse de Paris, 1894.

Escherich. — Etiologie des abcès multiples. Münch, médecin. Woch, 1886.

Despine et Picot. — Traité des maladies de l'enfance, 1877.

Ettlinger. — Etude sur le passage des microbes pathogènes dans le sang ; thèse de Paris, 1893.

Fredet. — Gazette des Hôpitaux, 1894.

Hallopeau. — Annales de dermatologie, août-septembre 1894.

Hénoch. — Maladies des enfants ; 1885 (page 678).

Hervieux. -- Diathèse purulente des nouveau-nés. (Archives générales de Médecine, 1853.)

Hutinel et Labbé. — Contribution à l'étude des infections staphylococciques, particulièrement chez l'enfant. (Archives générales de Médecine, 1896 [2e semestre].)

Hulot. — Infections cutanées ; thèse de Paris, 1895.

Jacquet et Brocq. — Manuel des maladies de la peau.

Kaposi. — Leçons sur les maladies de la peau ; traduction de Besnier, 1881.

Karlinski. — Med. Prague. Woch (n° 22).

Leloir. — Des hypodermites. (Bulletin médical, août 1893.)

Ludwig Bauer et Ernst Deutsch. — Jahrb. für Kinderkeilk, 1898.

Longard. — Arch. für Kinderheilk, 1887, VIII.

Marfan. — Revue de l'enfance, 1895 : Le gros ventre, flasque, chez les dyspeptiques.

Mosny et Marcano. — Académie des Sciences, 1894.

Millon. — Manifestations cutanées dues aux vices de la nutrition chez les enfants ; thèse de Paris, 1899.

Quinquaud. — Tribune médicale, mai-juin 1890.

Remlinger. — Les microbes de la peau humaine. (Médecine moderne, avril 1896.)

Rémy (Ch.). — Journal de clinique et de thérapeutique infantile, 1894.

Renaud (Jules). — Archives de clinique infantile, 1898.
— Traité des maladies de l'enfance, t. V.
— Clinique. Hôpital des Enfants malades.

Richardière. — Leçon clinique faite à l'hôpital des Enfants malades, 1901.

Robin (Albert). — Traité des maladies de l'estomac.

ROULLAND. — Annales de Gynécologie, février 1888.

ROGER. — Gazette hebdomadaire de Médecine et de Chirurgie, 1892 (n° 32).

SAISON. — Les dermatoses et leurs rapports avec les dyspepsies ; thèse de Paris, 1901.

SOCIN et GARRÉ. — Congrès de Chirurgie, 1885.

SAINT-PHILIPPE. — Des portes d'entrée de l'infection chez l'enfant. (Archives cliniques de Bordeaux, 1892.)

UNNA. — Deutsche med. Zeitung, 1896 (n° 56).

VALLEIX. — Clinique des maladies des enfants nouveau-nés.

VILCOQ. — Revue des maladies de l'enfance, 1887.

ERRATA

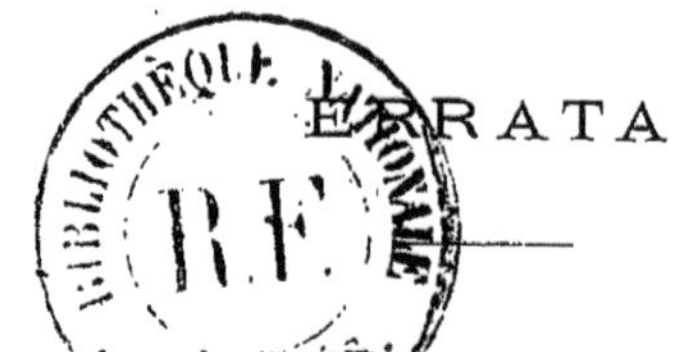

Page 21, au bas de la page. — Au lieu de : Dépourvues de graisse lire : *Dépourvu* de graisse.

Page 28, 28e ligne. — Au lieu de : salicylate de méthyl, lire : salicylate de *méthyle*.

Page 38, 14e ligne. — Au lieu de : lymphatique et sanguine, lire : lymphatique *ou* sanguine.

Page 53, 15e ligne. — Au lieu de : dus, lire : *dues*.

Page 55, 5e ligne. — Au lieu de : apposait, lire : *opposait*.

Page 56, dernière ligne. — Au lieu de : dans le pus, lire : dans le *lait*

Page 69, 12e ligne — Au lieu de : réunis en un paquet, lire : réunis *en paquets*.

Page 82, 17e ligne. — Au lieu de : au milieu de la pointe, lire : au *niveau* de la pointe.

Page 85, 16e ligne. — Au lieu de : le 18 février, lire : le *25* février.

— 32e ligne. — Au lieu de : T. 36°2, lire : T. *39°2*

Courbe de Létang (André.) — *2* selles, au lieu de 4 selles partout.

TABLE DES MATIERES

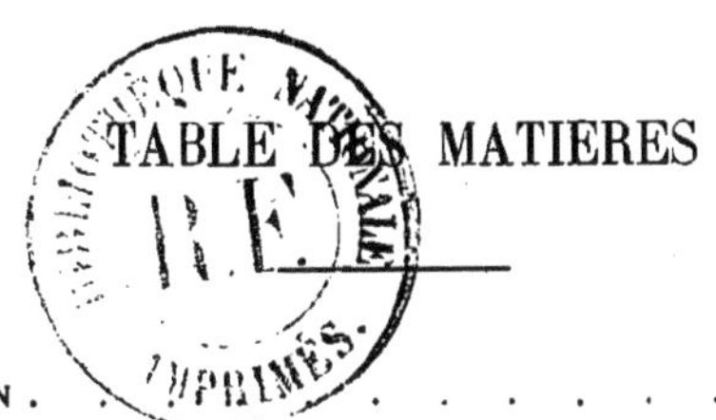

ROUEN. — IMPRIMERIE LECERF FILS.

BIBLIOTHÈQUE NATIONALE
B. N.
IMPRIMÉS

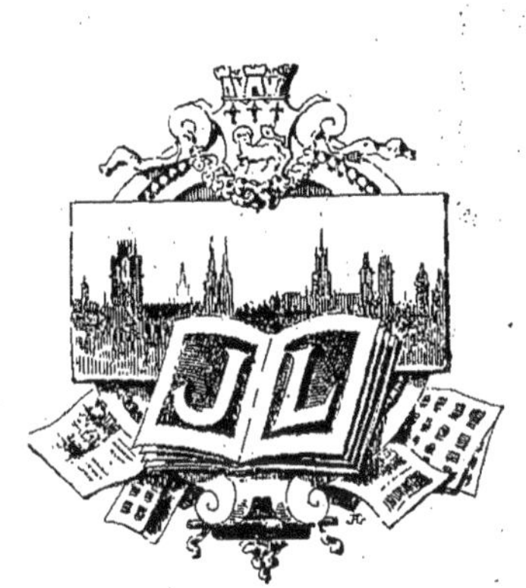

www.ingramcontent.com/pod-product-compliance
Ingram Content Group UK Ltd.
Pitfield, Milton Keynes, MK11 3LW, UK
UKHW021933070726
13614UKWH00001B/401